LES DOSSIERS DE l'iECN

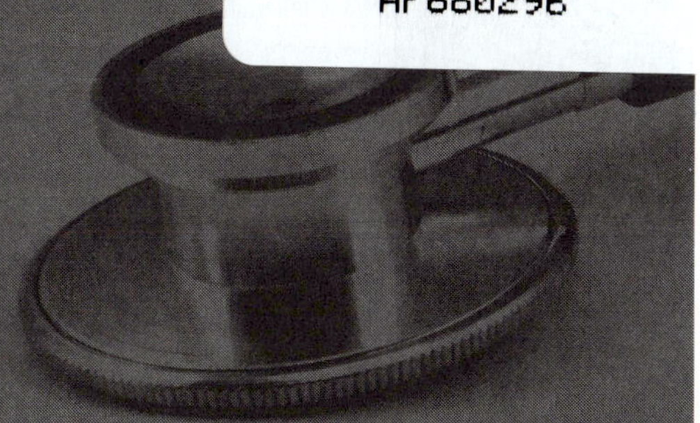

DERMATOLOGIE

- Dossiers format iECN (QRM, QRU)
- Tous les items du nouveau programme de la spécialité
- Commentaires et rappels de cours de spécialistes
- En accord avec les recommandations et conférences de consensus

Images en couleur à télécharger

Jean-Benoît **Monfort**
Chef de clinique assistant

Ouvrage relu et corrigé par
Camille **Francès** (PU-PH) et Patricia **Senet** (PH)

ellipses

ISBN 9782340-004757

32, rue Bargue 75740 Paris cedex 15

www.editions-ellipses.fr

Avant-propos/mode d'emploi

Ces ouvrages ont été conçus pour aider les étudiants de DFGSM à préparer le nouvel iECN qui sera mis en application à partir de 2016. La majorité des cas cliniques traités dans ces ouvrages et les examens paracliniques s'y attachant, représentent des cas réels. Ces dossiers cliniques ont été rédigés par des spécialistes de la discipline, informés précisément des détails de la réforme de l'iECN et préparant le plus souvent des cas pour leur banque locale SIDES. Une attention particulière a été attribuée à l'iconographie.

Les questions sont indépendantes les unes des autres pour permettre à l'étudiant d'y répondre sans avoir à relire ce qui précède ou lire ce qui suit. Faites bien attention à faire les questions les unes après les autres en cachant la question suivante. Éventuellement, prenez quelques notes des données de l'énoncé initial, pour ne pas avoir besoin de revenir dessus. Afin de ne pas vous livrer le diagnostic d'emblée lors de la lecture de l'énoncé, les iconos sont dans un cahier séparé en désordre ou disponible en couleur sur le site d'Ellipses à partir de flashcodes. N'hésitez pas à les consulter au fil de l'eau, lorsque vous ferez vos cas !

La raison d'être de cet ouvrage a été d'offrir aux étudiants préparant l'iECN, le moyen de s'entraîner à l'aide de questions à réponse unique (QRU), questions à réponses multiples (QRM) et marginalement de questions à réponse ouverte et courte (QROC, un seul mot autorisé, modalité de question toujours discutée pour l'iECN) au traitement de dossiers cliniques de chaque spécialité.

Les réponses aux questions s'appuient sur des conférences de consensus récentes et les recommandations d'experts issues de la Haute Autorité de santé et des sociétés savantes françaises et européennes de chaque spécialité.

Bon courage à vous tous !

Sommaire

Table des abréviations

AINS : anti-inflammatoires non stéroïdiens.

ALD30 : affection longue durée.

ANCA : anticorps anti-cytoplasme des polynucléaires neutrophiles.

AOMI : artériopathie oblitérante des membres inférieurs.

APS : antipaludéens de synthèse.

ATCD : antécédent.

AVK : anti-vitamine K.

BU : bandelette urinaire.

CBC : carcinome baso-cellulaire.

CE : carcinome épidermoïde.

DA : dermatite atopique.

DRESS : *drug reaction with eosinophilia and systemic symptoms* (syndrome d'hypersensibilité médicamenteuse).

DS : dermatite séborrhéique.

EPP : électrophorèse des protides plasmatiques.

FAN : facteurs anti-nucléaires.

HSV : herpes simplex virus.

HTA : hypertension artérielle.

IDR : intradermo-réaction.

Ig : immunoglobuline.

IPS : index de pression systolique.

IST : infection sexuellement transmissible.

NET : nécrolyse épidermique toxique.

PASI : *Psoriasis Area Severity Index.*

PB : pemphigoïde bulleuse.

PBO : peroxyde de benzoyle.

SAPL : syndrome des anti-phospholipides.

SAT-VAT : sérum-vaccination antitétanique.

SJS : syndrome de Stevens-Johnson.

VHA/VHB/VHC : virus de l'hépatique A/B/C.

Dossier 1

Ça décolle !

Énoncé

Vous recevez aux urgences de votre hôpital M. T, 53 ans, qui est amené par sa femme pour une altération de l'état général, une fièvre et des lésions cutanées. Ce patient a comme antécédent une HTA traitée par Cotareg® (hydrochlorothiazide + valsartan), une dépression traitée par Zoloft® (sertraline) et une gonarthrose traitée par de la phytothérapie et du Feldène® (piroxicam).

Les constantes sont les suivantes : température 39,7 °C, TA 105/65, pouls 95/min, saturation 98 %. L'examen dermatologique met en évidence un patient épuisé, présentant des lésions cutanées diffuses (cf. photo). Le patient vous précise que ces lésions sont douloureuses. Il existe des érosions douloureuses de la muqueuse buccale ainsi que sur le gland. Le frottement de la peau saine au doigt entraîne un décollement cutané.

☛ *Voir photo dossier 1, p. VI*

1 QRU **Décrire les lésions.**

a. Bulles tendues reposant sur une peau érythémateuse.
b. Décollement cutané avec aspect en « linge mouillé ».
c. Érythrodermie.
d. Purpura de type vasculaire.
e. Vésicules reposant sur un érythème à bordures émiettées.

2 QRM **Quels sont les diagnostics à évoquer ?**

a. DRESS.
b. Syndrome de Stevens-Johnson.
c. Lymphome cutané.
d. Pemphigus profond.
e. Psoriasis érythrodermique.

3 QRM **Quels sont les examens à demander, en urgence ou non ?**

a. Biopsie cutanée pour examen histologique.
b. Sérologie *Mycoplasma pneumoniae.*
c. Patch-tests en utilisant tous les médicaments pris par le patient avant l'épisode cutané.
d. Fibroscopie bronchique.
e. Sérologie VIH.

4 QRM **Le diagnostic retenu est un syndrome de Stevens-Johnson (SJS). Quels éléments ont pu orienter le diagnostic ?**

a. Une seule muqueuse atteinte.
b. Signe de Nikolsky.
c. Prise médicamenteuse 3 jours avant.
d. En cas d'infection VIH sous-jacente, le SJS est plus fréquent que dans la population générale.
e. Surface cutanée atteinte < 10 %.

5 QRM **Quels seront les points importants de votre prise en charge, sachant qu'il n'y a pas d'atteinte viscérale ?**

a. Détersion de la nécrose cutanée.
b. Apports hydro-électrolytiques intraveineux.
c. Antibiothérapie systématique en cas de fièvre, ciblant les germes cutanés.
d. Irriguer les muqueuses buccales et génitales au sérum physiologique régulièrement.
e. Corticothérapie générale à forte dose.

6 QRM **Le SCORTEN est un score permettant d'évaluer le pronostic d'un patient atteint d'une nécrolyse épidermique toxique. Quels critères prend-il en compte ?**

a. Âge du patient.
b. Surface du décollement cutané.
c. Atteinte de la muqueuse bronchique.
d. Glycémie.
e. Cytopénies.

7 QRM **Concernant le médicament responsable, quelles affirmations sont justes ?**

a. Les thiazidiques sont très fréquemment responsables de toxidermies graves.
b. Les AINS sont fréquemment responsables de toxidermies graves.
c. Les données de la littérature et du Vidal peuvent être utiles pour déterminer l'imputabilité intrinsèque.
d. Le délai d'apparition du SJS est d'environ 7 à 21 jours après la prise médicamenteuse.
e. Si le patient a déjà pris le médicament suspecté auparavant, sans qu'il n'y ait eu d'accident, alors il est peu probable que celui-ci soit responsable d'un tel tableau clinique.

8 QRM **Quelles sont les 2 principales causes de mortalité précoce lors d'une nécrolyse épidermique toxique ?**

a. Sepsis.
b. Détresse respiratoire aiguë.
c. Déshydratation.
d. Hypokaliémie.
e. Défaillance multi-viscérale.

9 QRM **Plus généralement, quelles sont les pathologies à évoquer devant un signe de Nikolsky ?**

a. Pemphigus profond.
b. Pemphigoïde bulleuse.
c. DRESS.
d. Nécrolyse épidermique toxique.
e. Nécrolyse épidermique staphylococcique.

10 **Citez le principal facteur de risque de la nécrolyse épidermique toxique.**

....

Question 1 (5 points)
Exacte : B.

Question 2 (10 points)
Exactes : B-D.

Commentaires devant un signe de Nikolsky, 3 diagnostics doivent être évoqués : nécrolyse épidermique toxique, pemphigus et épidermolyse staphylococcique aiguë.

Question 3 (10 points)
Exactes : A-B-E.

Commentaires Examens à prescrire devant une nécrolyse épidermique toxique : NFS-plaquettes, TP-TCA, ionogramme sanguin, urée, créatinine, bilan hépatique complet, **radiographie thoracique de face, sérologies Mycoplasma pneumoniae et Chlamydia pneumoniae** (ces infections pouvant être une cause de syndrome de Lyell en dehors d'une prise médicamenteuse !), **sérologie VIH**, **sérologie lupique** (afin d'éliminer un lupus bulleux), **biopsie cutanée pour examen anatomo-pathologique et immunofluorescence directe** (pour éliminer les diagnostics différentiels), **prélèvements bactériologiques répétés** (peau, urines, sang, cathéters). La fibroscopie bronchique ne sera faite qu'en cas de suspicion d'atteinte bronchique, avec beaucoup de précautions lors du passage du fibroscope. Les tests allergologiques ne sont pas validés.

Question 4 (15 points)
Exactes : B-D-E.

Commentaires la nécrolyse épidermique toxique se manifeste par une altération de l'état général, une fièvre puis un érythème purpurique s'étendant rapidement et devenant bulleux. **L'atteinte muqueuse est obligatoire pour retenir le diagnostic (**au moins 2 muqueuses atteintes). Par définition, le **SJS atteint moins de 10 % de la surface cutanée** et **le syndrome de Lyell plus de 30 %,** c'est la seule différence entre les 2. Devant une érythrodermie, la toxidermie à évoquer est un DRESS.

Question 5 (10 points)
Exactes : B-D.
Inadmissibles : A-E.

Commentaires l'hospitalisation en réanimation n'est justifiée qu'en cas de défaillance d'au moins un organe. Il est préférable d'hospitaliser le patient dans une unité spécialisée. **La détersion de la nécrose cutanée est strictement contre-indiquée,** il faut simplement appliquer de la vaseline en couches épaisses et des antiseptiques. La salle doit être maintenue entre 26 et 28 °C afin de limiter les pertes caloriques. La voie veineuse périphérique sera mise en place sur une peau saine si possible. **La nutrition entérale continue est systématique**. **Toutes les muqueuses atteintes seront irriguées très régulièrement par du sérum physiologique** et des collyres. Il n'y a **pas de traitement étiologique validé**. Le médecin traitant doit être informé par écrit.

Question 6 (5 points)

Exactes : A-B-D.

Commentaires le **SCORTEN** permet d'évaluer le **pronostic** d'un patient atteint d'une nécrolyse épidermique toxique à son arrivée. Les critères sont : **âge** > 40 ans, **cancer/hémopathie**, **décollement cutané > 10 %**, **pouls** > 120/min, **bicarbonates** < 20 mmol/l, **urée** > 10 mmol/l, **glycémie** > 14 mmol/l. Chaque critère vaut 1 point. En cas de score ≥ 5, le risque de décès est supérieur à 90 % !

Question 7 (15 points)

Exactes : B-D-E.

Commentaires les médicaments fréquemment responsables de nécrolyse épidermique toxique sont : **allopurinol, sulfamides anti-infectieux** (ex : Bactrim®), névirapine, carbamazépine, lamotrigine, phénobarbital, phénytoïne, **AINS**. **L'imputabilité intrinsèque** comprend le **score sémiologique** (la clinique est-elle compatible avec un SJS ?) et **chronologique** (le délai d'introduction de tel médicament est-il compatible avec un SJS ?). **L'imputabilité extrinsèque** se recherche grâce aux **données de la pharmacovigilance et de la littérature** (tel médicament est-il fréquemment responsable de SJS ?). Une toxidermie survient lors de la 1re prise d'un médicament, il n'y a **pas besoin de sensibilisation préalable** (contrairement à un choc anaphylactique par exemple), donc le fait d'avoir déjà pris tel médicament sans qu'il n'y ait de conséquence rend peut probable le fait qu'il soit responsable actuellement d'une nécrolyse épidermique toxique (il y a toujours des exceptions cependant !). Il est parfois très difficile d'affirmer l'imputabilité d'un médicament. Le délai de survenue d'une nécrolyse épidermique toxique après une prise médicamenteuse est classiquement de **7 à 21 jours** mais ce n'est pas toujours le cas.

Question 8 (10 points)

Exactes : A-E.

Commentaires l'atteinte respiratoire est extrêmement grave lorsqu'elle est présente (décollement de l'épithélium bronchique). Cependant, elle est rare. La déshydratation est possible mais reste une cause de mortalité plus rare car généralement bien prise en charge.

Question 9 (8 points)

Exactes : A-D-E.

Commentaires encore une fois, 3 diagnostics sont à évoquer devant un signe de Nikolsky (et pas un de plus !) : nécrolyse épidermique toxique, épidermolyse staphylococcique aiguë et pemphigus.

Question 10 (12 points)

Exacte : VIH.

Commentaires l'infection VIH est un facteur de risque majeur des toxidermies, bénignes et graves, même si cette infection est bien traitée avec un nombre de CD4 satisfaisant.

ITEMS

N° 322 Identification et gestion des risques liés aux médicaments et aux biomatériaux, risque iatrogène, erreur médicamenteuse.

N° 110 Dermatose bulleuse touchant la peau et/ou les muqueuses externes.

RECOMMANDATIONS

Nécrolyse épidermique toxique : protocole national de diagnostic et de soins – Juin 2010 – HAS.

ANTÉRIORITÉ

Concours internat Sud 2002 : QCM.

Dossier 2

Les doigts qui n'aimaient pas le froid

Énoncé

Mme R, 38 ans, se présente à votre consultation pour des douleurs de doigts évoluant par crises depuis quelques mois. Elle a dans ses antécédents un reflux gastro-œsophagien depuis 1 an, non exploré, qu'elle traite par Gaviscon® à la demande ; un kyste mammaire opéré l'an dernier. Il n'y a aucun antécédent familial notable. Elle vous décrit ses crises comme brutales, nettement favorisées par le froid, avec une sensation de « doigts morts » qui deviennent blancs. Les pouces sont parfois atteints. La patiente est en excellent état général. L'auscultation cardio-pulmonaire est normale. L'examen des doigts retrouve des petites cicatrices pulpaires sur certains doigts, ainsi qu'une peau de consistance anormale, vous semblant trop épaisse. Il n'y a aucun souffle sur les trajets artériels. Sur le visage, vous observez de multiples dilatations vasculaires, de petite taille. La patiente fume 2 cigarettes par jour et ne consomme pas d'alcool.

☛ *Voir photo dossier 2, p. V*

1 QRU **Quel est votre diagnostic syndromique ?**

a. Ischémie digitale.
b. Erythermalgie.
c. Acrocyanose.
d. Phénomène de Raynaud.
e. Engelures.

2 QRU **Le diagnostic retenu est un phénomène de Raynaud. Quel élément exclut d'emblée une cause primaire ?**

a. Cicatrices pulpaires.
b. Tabagisme.
c. Absence d'antécédent familial.
d. Atteinte des pouces.
e. Reflux gastro-œsophagien associé.

3 QRM **Quels sont les examens complémentaires à prescrire dans le cas présent ?**

a. Capillaroscopie.
b. ANCA.
c. Biopsie cutanée pour examen histologique.
d. Echo-doppler artériel des membres supérieurs.
e. Facteurs anti-nucléaires.

4 QRU **Quelle est votre principale hypothèse diagnostique ?**

a. Lupus érythémateux systémique.
b. Sclérodermie systémique.
c. Hypothyroïdie.
d. Cryoglobulinémie.
e. Maladie de Horton.

5 QRM **En cas de mégacapillaires présents à la capillaroscopie, quels diagnostics doivent être évoqués ?**

a. Syndrome myéloprolifératif.
b. Maladie des emboles de choléstérol.
c. Sclérodermie systémique.
d. Lupus érythémateux systémique.
e. Dermatomyosite.

6 QRM **Le diagnostic retenu est une sclérodermie systémique de forme cutanée limitée. Quelles affirmations sont justes concernant cette maladie ?**

a. C'est une vascularite des petits vaisseaux.
b. Le phénomène de Raynaud est fréquemment présent et révélateur de la maladie.
c. Les facteurs anti-nucléaires sont positifs de type anti-centromères.
d. Des immunosuppresseurs sont toujours nécessaires.
e. La radiographie des mains permet de voir une arthrite non destructrice précoce.

7 QRM **Quelle est votre prise en charge de cette patiente ?**

a. Arrêt du Gaviscon®.
b. Arrêt du tabac.
c. Introduction d'un traitement par Méthotrexate après bilan biologique pré-thérapeutique.
d. Prise en charge à 100 % (ALD30).
e. Introduction d'un traitement par inhibiteur calcique.

8 QRM **Un traitement par un inhibiteur calcique Tildiem® (diltiazem) est débuté à visée symptomatique. Quelles affirmations sont justes concernant ce traitement ?**

a. Il peut être responsable d'œdème des membres inférieurs.
b. Les inhibiteurs de l'enzyme de conversion sont contre-indiqués avec ce traitement.
c. Il n'est pas conseillé en cas de grossesse.
d. Il est bradycardisant.
e. Il peut déclencher une insuffisance rénale aiguë en cas de sténose des artères rénales.

9 QRU

Sa sœur de 24 ans vient vous consulter. Elle craint d'être atteinte de la même maladie : elle a depuis plusieurs années, les extrémités froides de manière permanente. À l'examen clinique, vous observez des ongles violacés. Le reste de l'examen clinique est normal. Que suspectez-vous ?

a. Sclérodermie systémique.
b. Cardiopathie congénitale.
c. Insuffisance respiratoire chronique.
d. Acrocyanose.
e. Érythermalgie.

10 QRU

Quel bilan doit être prescrit pour sa sœur ?

a. Aucun.
b. TSH.
c. Facteurs anti-nucléaires.
d. ANCA.
e. Radiographie des mains.

Question n° 1 (10 points)

Exactes : D.

Commentaires seule la **phase syncopale est indispensable au diagnostic** de phénomène de Raynaud, ce qui est le cas ici.

Question n° 2 (10 points)

Exacte : A.

Commentaires il n'y a pas d'atteinte des pouces dans la maladie de Raynaud (cause primitive) le plus souvent, cependant elle est possible. Les télangiectasies, le RGO associé sont évocateurs mais n'excluent pas une cause primitive (ils peuvent être isolés sans obligatoirement être révélateurs d'une sclérodermie systémique). En revanche, une maladie de Raynaud (cause primitive) n'est jamais responsable d'ulcérations digitales.

Question N° 3 (10 points)

Exactes : A-E.

Indispensables : A-E.

Commentaires la biopsie cutanée n'a aucun intérêt. L'écho-Doppler artériel des membres supérieurs est indiqué en cas de phénomène de Raynaud unilatéral. Ici le bilan devait comporter : **NFS-plaquettes, VS, CRP, capillaroscopie, FAN** (dont **anti-centromères et anti-Scl70**), **radiographie thoracique et des mains**. La TSH est discutée, elle n'est pas obligatoire.

Question n° 4 (15 points)

Exactes : B.

Commentaires en dehors de la maladie de Horton, les autres diagnostics peuvent être évoqués devant un phénomène de Raynaud d'allure secondaire. Cependant, ils étaient trop peu probables ici (sclérose cutanée avec télangiectasies).

Question n° 5 (10 points)

Exactes : C-E.

Commentaires 3 diagnostics doivent être évoqués devant un phénomène de Raynaud avec des mégacapillaires : sclérodermie systémique, connectivite mixte (syndrome de Sharp) et dermatomyosite.

Question n° 6 (15 points)

Exactes : B-C.

Inadmissibles : D.

Commentaires la sclérodermie systémique est une connectivite. Le phénomène de Raynaud est très fréquent et précoce, et s'accompagne d'ulcérations digitales. Les anticorps anti-nucléaires sont de type anti-centromères (forme cutanée limitée) ou anti-Scl70 (forme cutanée diffuse). Des calcifications sous-cutanées sont parfois visibles à la radiographie des mains.

Question n° 7 (10 points)

Exactes : A-B-D-E.

Inadmissibles : C.

Commentaires le Gasviscon® doit être remplacé par un inhibiteur de la pompe à protons devant un reflux gastro-œsophagien chez une patiente atteinte d'une sclérodermie systémique car le risque d'œsophagite est élevé. Le tabagisme aggrave le phénomène de Raynaud et les ulcérations digitales. Les immunosuppresseurs ne se discutent qu'en cas d'atteinte viscérale grave (hors programme). Les inhibiteurs calciques sont utiles en cas de phénomène de Raynaud invalidant, ils permettent de diminuer l'incidence des crises.

Question n° 8 (5 points)

Exactes : A-C-D.

Commentaires les contre-indications sont la grossesse/allaitement, les BAV du 2e et 3e degré non appareillés et la bradycardie sévère.

Question n° 9 (10 points)

Exactes : D.

Commentaires l'acrocyanose est extrêmement fréquente, surtout chez les jeunes femmes très minces et non pathologique dans la grande majorité des cas. Elle est permanente contrairement au phénomène de Raynaud qui est paroxystique.

Question 10 (5 points)

Exacte : A.

ITEMS

N° 237 Acrosyndromes (phénomène de Raynaud, érythermalgie, acrocyanose, engelures, ischémie digitale).

N° 188 Pathologies auto-immunes : aspects épidémiologiques, diagnostiques et principes de traitement.

RECOMMANDATIONS

Consensus d'experts : bilan étiologique minimal du phénomène de Raynaud (Société Française de Médecine Vasculaire) 2012.

Dossier 3 — *Bulles et prurit*

Énoncé

Vous recevez en consultation Mme R, 83 ans, accompagnée par sa fille, pour un prurit évoluant depuis plusieurs semaines. Cette patiente a comme antécédents une HTA traitée par Amlor® 5 mg (amlodipine) depuis plus de 20 ans, une maladie d'Alzheimer traitée par Aricept® 10 mg (donépézil), une prothèse de hanche droite, un ulcère gastrique avec perforation il y a 25 ans, sous Inexium® 40 mg depuis. Elle vit en maison de retraite, son autonomie étant limitée par sa maladie d'Alzheimer avancée. L'interrogatoire est difficile, sa fille ne peut pas vous préciser quand survient le prurit dans la journée. À l'examen clinique, vous ne retrouvez que des excoriations diffuses du tronc et des membres. Elle n'a pas eu de bilan biologique sanguin depuis quelques années.

1 QRM **Quelles sont vos hypothèses diagnostiques ?**

a. Eczéma de contact.
b. Gale.
c. Toxidermie à l'Amlor®.
d. Pemphigoïde bulleuse débutante.
e. Lymphome.

2 QRM **En cas de gale, quelles peuvent être les anomalies observées à l'examen clinique ?**

a. Altération de l'état général.
b. Excoriations.
c. Vésicules perlées des faces antérieures des poignets.
d. Impétiginisation.
e. Atteinte du cuir chevelu fréquente.

3 QRM **Il n'y a aucun signe de gale. Quels examens complémentaires prescrivez-vous pour le bilan de ce prurit en l'absence d'orientation clinique ?**

a. Immunophénotypage lymphocytaire.
b. Radiographie thoracique.
c. Patch-tests.
d. TSH.
e. Électrophorèse des protides plasmatiques.

4 QRM **En attendant les résultats, vous prescrivez un antihistaminique qui possède des propriétés anticholinergiques à visée sédative (Atarax®, hydroxyzine). Quels sont les effets indésirables possibles sur ce terrain ?**

a. Confusion.
b. Convulsions.
c. Rétention aiguë d'urines.
d. Hypersialorrhée.
e. Glaucome aigu.

5 QRU **Vous revoyez la patiente avec les résultats des examens. Il existe une discrète hyperéosinophilie. Vous examinez la patiente : des lésions cutanées sont apparues. Décrivez-les.**

☛ *Voir pohto dossier 3, p. XI*

a. Vésicules sur un placard érythémateux à limites émiettées.
b. Bulles flasques sur peau saine.
c. Papules érythémateuses, œdémateuses, bien limitées.
d. Bulles tendues sur placard érythémateux.
e. Plaques érythémato-squameuses assez bien limitées.

6 QRU **Quel est le diagnostic le plus probable ?**

a. Pemphigus profond.
b. Syndrome de Lyell.
c. DRESS.
d. Eczéma de contact.
e. Pemphigoïde bulleuse.

7 QRM **Le diagnostic retenu est une pemphigoïde bulleuse. Quels sont les éléments évocateurs de ce diagnostic ?**

a. Le prurit isolé initial.
b. L'hyperéosinophilie.
c. Présence d'une bulle intra-épidermique à l'histologie.
d. Des anticorps anti-membrane basale positifs.
e. L'atteinte muqueuse, fréquente.

8 QRM **Quelles autres dermatoses peuvent être bulleuses ?**

a. Impétigo.
b. Psoriasis.
c. Urticaire aiguë.
d. Syndrome de Stevens-Johnson.
e. Nécrolyse staphylococcique aiguë.

9 QRM **Vous décidez d'hospitaliser la patiente pour la traiter par dermocorticoïdes d'activité très forte. Ce traitement est prescrit pendant plusieurs mois. Quelles affirmations sont justes ?**

a. Une ostéodensitométrie est obligatoire avant l'instauration de ce traitement.
b. Il y a un risque d'hyperkaliémie sous traitement.
c. En cas de rechute, le premier diagnostic à évoquer est une cortico-résistance.
d. Une diminution progressive est nécessaire pour éviter une rechute de la maladie.
e. Le risque d'herpès est plus élevé sous dermocorticoïdes.

10 **Citez la première cause à évoquer en cas de récidive des bulles.**

....

....

■ **Question 1** (12 points)
Exactes : B-D-E.

Commentaires il s'agit ici d'un prurit chronique sans lésion élémentaire identifiable. Les hypothèses sont : **insuffisance rénale chronique** (surtout dialysée), **choléstase**, **carence martiale**, **hémopathies** (lymphome, polyglobulie de Vaquez...), **hyperthyroïdie, hyperparathyroïdie, infection VIH**, parasitoses (filariose...), pemphigoïde bulleuse débutante chez le sujet âgé, psychogène (diagnostic d'élimination). Il faut également ajouter la gale, qui peut parfois se manifester uniquement par un prurit initialement, avant l'apparition de lésions spécifiques, surtout chez le sujet âgé et les « gens propres ».

■ **Question 2** (8 points)
Exactes : B-C-D.

Commentaires en cas de gale, il est possible d'observer 2 types de lésions : les lésions spécifiques de la gale (vésicules perlées, nodules scabieux, sillons) et les lésions non spécifiques, qui sont provoquées par le grattage (excoriations, impétignisation...).

■ **Question 3** (12 points)
Exactes : B-D-E.

Commentaires devant un prurit isolé, sans lésion élémentaire identifiable, il faut prescrire un bilan minimum : **NFS-plaquettes, TSH, calcémie, EPP, créatinine, ferritinémie, bilan hépatique** (ASAT, ALAT, GGT, PAL, bilirubine), **sérologie VIH et hépatite C, radiographie thoracique**. Les autres examens ne seront prescrits qu'en fonction du contexte.

■ **Question 4** (10 points)
Exactes : A-C-E.

Commentaires les effets indésirables des antihistaminiques avec effets anticholinergiques sont très fréquents chez le sujet âgé (confusion, bouche sèche, glaucome aigu par fermeture de l'angle, rétention aiguë d'urines, constipation).

■ **Question 5** (8 points)
Exactes : D.

■ **Question 6** (10 points)
Exactes : E.
Inadmissible : B.

■ **Question 7** (10 points)
Exactes : A-B-D.

Commentaires la pemphigoïde bulleuse (PB) est une dermatose bulleuse **auto-immune**. Elle touche les **sujets âgés** (>75 ans), surtout avec une **pathologie neurologique sous-jacente** (Alzheimer ++). Elle débute par un **prurit** isolé, puis par des **bulles tendues** reposant sur des placards érythémateux « pseudo-urticariens ». Il n'y a **pas d'atteinte muqueuse** (ou exceptionnellement) ni de signe de Nikolsky. Les examens complémentaires mettent en évidence une **bulle sous-épidermique** à l'histologie, avec des dépôts d'IgG et de C3 le long de la membrane basale (immunofluorescence directe) et des **anticorps anti-membrane basale** sanguins (immunofluorescence indirecte).

- **Question 8** (10 points)

Exactes : A-D-E.

Indispensables : D-E.

Commentaires étiologie des dermatoses bulleuses : auto-immunes (pemphigus, pemphigoïde bulleuse, pemphigoïde de la grossesse...), infectieuses (impétigo bulleux, nécrolyse épidermique staphylococcique), toxidermies (syndrome de Lyell et Stevens-Johnson, érythème pigmenté fixe), cause externe (brûlure, radiothérapie), porphyrie cutanée tardive, autres (lupus bulleux etc.).

- **Question 9** (10 points)

Exactes : D-E.

Commentaires Les dermocorticoïdes d'activité forte utilisés pendant plusieurs mois peuvent avoir de nombreux effets indésirables via un passage systémique. Ils peuvent déséquilibrer un diabète et induire une discrète hypokaliémie. Cependant le risque d'ostéoporose reste faible, une ostéodensitométrie n'est pas justifiée. Le premier diagnostic à évoquer ici en cas de rechute est une mauvaise observance du traitement, très fréquente.

- **Question 10** (10 points)

Exacte : mauvaise observance.

Commentaires la mauvaise observance thérapeutique est très fréquente, il faut appliquer 3 tubes entiers de dermocorticoïdes d'activité très forte pendant plusieurs mois, sur tout le corps. Chez la personne âgée en institution, il est fréquent que le traitement soit mal fait.

ITEMS

N° 110 Dermatose bulleuse touchant la peau et/ou les muqueuses externes

N° 113 Prurit

RECOMMANDATIONS

Pemphigoïde bulleuse (Protocole national de diagnostic et de soins), 2011.

ANTÉRIORITÉ

Concours internat Nord 2002 : QCM.

Dossier 4

C'est un peu gênant docteur...

Énoncé

M. T consulte pour une lésion ulcérée du gland apparue il y a environ 5 jours. Ce patient de 29 ans, informaticien, a comme antécédents des migraines pour lesquelles il prend de l'Advil® (ibuprofène) lors de ses crises, depuis plusieurs années. Son frère a une maladie de Behçet. Il n'a pas voyagé récemment. Il a eu une urétrite aiguë il y a environ une semaine, suite à des rapports sexuels non protégés, pour laquelle il a été traité par des antibiotiques dont il ne se souvient pas du nom. Il vous dit avoir eu des examens complémentaires mais il n'a pas connaissance des résultats, il n'a pas consulté son médecin traitant car le traitement a été très efficace.

En dehors de l'ulcération génitale, l'examen clinique est parfaitement normal.

1 QRM **Lors de l'épisode d'urétrite aiguë, quels examens complémentaires auriez-vous prescrit ?**

a. Examen au microscope à fond noir de l'écoulement urétral.
b. Examen direct et culture sur milieu gélose chocolat avec antibiogramme de l'écoulement urétral pour rechercher *Chlamydia trachomatis.*
c. Sérologie hépatite B.
d. TPHA-VDRL.
e. Écouvillonnage urétral puis examen direct avec culture sur milieu de Sabouraud.

2 QRM **Quel aurait été votre traitement lors de l'épisode d'urétrite aiguë ?**

a. Pénicilline G retard (Extencilline®) 1 injection intramusculaire.
b. Ceftriaxone 500 mg 1 injection intramusculaire.
c. Ofloxacine pendant 10 jours.
d. Doxycycline pendant 1 semaine.
e. Azithromycine 1 gramme en prise unique per os.

3 **Citez un traitement alternatif pour traiter le gonocoque en cas d'allergie à la pénicilline.**

....

....

4 QRM **Concernant l'ulcération génitale actuelle, quelles sont vos principales hypothèses diagnostiques ?**

a. Carcinome épidermoïde muqueux.
b. Début d'une toxidermie grave.
c. Syphilis primaire.
d. Primo-infection VIH.
e. Aphte génital.

5 QRU **Dans le cas où cette ulcération serait liée à un herpès génital, quelles affirmations sont justes ?**

a. Si l'ulcération génitale a toutes les caractéristiques d'un herpès, alors le diagnostic de syphilis est exclu.
b. Sur les muqueuses, la lésion élémentaire la plus fréquente est une vésicule.
c. Le caractère polycyclique et douloureux est très compatible avec le diagnostic.
d. En cas de primo-infection, le traitement antiviral n'est pas recommandé.
e. Le prélèvement virologique est systématique.

6 QRM **Le diagnostic retenu est un chancre syphilitique. Quelles affirmations sont justes ?**

a. Le TPHA-VDRL confirme toujours ce diagnostic.
b. L'induration à la base est un signe spécifique du chancre syphilitique.
c. Il apparaît environ 6 semaines à 6 mois après le contage.
d. Il peut être douloureux.
e. Il disparaît spontanément.

7 QRU **Quel traitement prescrivez-vous à la fin de la consultation, sachant que vous n'avez encore aucun résultat d'examens paracliniques, en dehors de la positivité de l'examen au microscope à fond noir ?**

a. Pénicilline G retard (Extencilline®) 1 injection I.M.
b. Pénicilline G retard (Extencilline®) 3 injections I.M à 1 semaine d'intervalle.
c. Azithromycine 1 gramme en prise unique per os.
d. Ceftriaxone 500 mg en une injection I.M.
e. Valaciclovir per os 500 mg X2/j pendant 10 jours.

8 QRM **Plus généralement, quels examens complémentaires peuvent confirmer le diagnostic de syphilis, primaire ou secondaire ?**

a. Prélèvement de sérosité d'une ulcération génitale pour examen au microscope à fond noir.
b. Prélèvement de sérosité d'une ulcération buccale pour examen au microscope à fond noir.
c. Prélèvement d'une syphilide pour examen au microscope à fond noir.
d. TPHA-VDRL.
e. Examen histologique d'une syphilide.

9 QRU **Décrire les lésions sur la photographie .**

Voir photo dossier 4, p. XII

a. Vésicules en bouquet reposant sur un érythème.
b. Érosions à contours polycycliques.
c. Papules œdémateuses érythémateuses.
d. Érosions propres, bien limitées, non inflammatoires.
e. Papules papillomateuses bien limitées, non inflammatoires.

10 QRU **Quel est le diagnostic le plus probable ?**

a. Urétrite à gonocoque.
b. Herpès génital.
c. Condylomes.
d. Syphilis primaire.
e. Primo-infection VIH.

Question 1 (10 points)

Exactes : C-D.

Commentaires devant une urétrite aiguë, il faut toujours effectuer des prélèvements génitaux :

- pour confirmer le diagnostic et identifier l'agent responsable.
- réaliser un antibiogramme.
- surveiller l'épidémiologie de ces infections.

Ces examens comportent : **recherche du gonocoque par un examen direct, une culture et un antibiogramme** (prélèvement de l'écoulement urétral si présent ; dans le cas contraire : écouvillonnage urétral), **PCR *Chlamydia trachomatis* sur 1er jet d'urines**.

Les autres examens recherchent des IST associées : **sérologie VIH** (en tenant compte du délai de positivation : il faut répéter la sérologie à 3 mois), **hépatite B et C, TPHA-VDRL**. L'antigénémie p24 n'est prescrite qu'en cas de suspicion de primo-infection VIH et non pas en dépistage. L'examen au microscope à fond noir n'est indiqué qu'en cas d'ulcération génitale et non pas devant une urétrite aiguë.

Question 2 (10 points)

Exactes : B-E.

Commentaires les 2 germes les plus fréquemment responsables d'urétrite aiguë sont le gonocoque et *Chlamydia trachomatis*. Que l'urétrite soit purulente ou non, il faut toujours cibler ces 2 pathogènes dans le traitement : **Ceftriaxone contre le gonocoque et Azithromycine contre *Chlamydia***. Pour favoriser l'observance, un **traitement « minute »** (c'est-à-dire en une seule fois) est préférable. La syphilis n'est pas responsable d'urétrite.

Question 3 (8 points)

Exacte : spectinomycine (2 gr en une injection intramusculaire unique).

Question 4 (12 points)

Exactes : C-D-E.

Inadmissibles : A-B.

Commentaires il n'y a aucun argument pour une toxidermie grave, même débutante. Un carcinome épidermoïde ne s'envisage qu'en cas d'ulcération chronique. Il n'y a pas assez d'arguments ici pour une maladie de Behçet, mais on peut déjà évoquer un simple aphte génital. L'érythème pigmenté fixe est une toxidermie rare se manifestant par un tableau clinique spécifique : plaque érythémateuse, parfois bulleuse, laissant une pigmentation séquellaire. Une nouvelle prise du médicament en cause entraîne une récidive de la lésion au même endroit.

Question 5 (10 points)

Exactes : C.

Commentaires la syphilis doit être évoquée devant toute ulcération génitale, **aucun signe n'est spécifique**. Par ailleurs, elle peut parfaitement être associée à un herpès génital. La lésion élémentaire de l'herpès est une vésicule. Cependant, sur les muqueuses, la vésicule se rompt et donne très rapidement une érosion et/ou une ulcération. Le traitement antiviral est toujours recommandé pour une primo-infection, rarement pour les récurrences. Le prélèvement virologique (culture virale ou PCR) est recommandé lors de la primo-infection chez la femme en âge de procréer, en cas de doute diagnostique, forme grave ou chez l'immunodéprimé.

Question 6 (10 points)

Exactes : D-E.

Commentaires le TPHA-VDRL se positive à partir du 8e-10e jour après l'apparition du chancre, il est donc rarement positif en pratique. Il n'existe actuellement aucune résistance de la syphilis aux antibiotiques. Par ailleurs, le tréponème n'est pas cultivable. Le chancre apparaît environ 3 semaines après le contage puis **disparaît en quelques jours spontanément**. La syphilis secondaire apparaît 6 semaines à 6 mois après le chancre.

Question 7 (15 points)

Exactes : A.

Commentaires la positivité de l'examen au microscope à fond noir confirme la syphilis, il faut traiter le patient le plus rapidement possible. Les 3 injections d'Extencilline® ne sont justifiées qu'en cas de syphilis tardive (tertiaire ou latente depuis plus d'un an ou non datable), qui n'est pas au programme.

Question 8 (15 points)

Exactes : A-C-D.

Commentaires l'examen au microscope à fond noir n'a aucune valeur pour un prélèvement buccal car il existe des tréponèmes saprophytes de la muqueuse buccale, il est donc toujours positif ! L'examen histologique n'a aucun intérêt dans la syphilis. Le FTA peut avoir un intérêt en cas de chancre syphilitique, car cet examen se positive plus tôt que le TPHA-VDRL (5e jour après apparition du chancre). Il est cependant peu utilisé en pratique. Pour rappel, les syphilides s'observent lors de la syphilis secondaire (2e floraison), ce sont des papules couleur « brun-cuivré » localisées sur le tronc et sur les paumes et plantes.

Question 9 (5 points)

Exacte : A.

Commentaires attention, sur les muqueuses, les vésicules se rompent très rapidement et laissent place à des érosions. L'herpès peut parfaitement être situé sur la peau et non pas sur la muqueuse.

Question 10 (5 points)

Exacte : B.

Commentaires l'herpès génital est le diagnostic à évoquer devant des érosions muqueuses douloureuses à contours polycycliques.

ITEMS

N° 158 Infections sexuellement transmissibles (IST) : gonococcies, chlamydioses, syphilis, papillomavirus humain (HPV), trichomonose.

RECOMMANDATIONS

Traitement antibiotique probabiliste des urétrites et cervicites non compliquées, Afssaps 2008.

ANTÉRIORITÉ

Syphilis :

Concours internat Nord 1996, 1997, 1998, 1999, 2000, 2003 : QCM.

Concours internat Sud 1997, 1998 : QCM.

ECN 2009 : syphilis.

Urétrite :

Concours internat Nord 1996, 2000, 2002 : QCM.

Concours internat Nord 1999 : cas clinique.

Concours internat Sud 2003 : QCM.

Concours internat Sud 2001 : cas clinique.

Dossier 5 *Vilain grain de beauté*

Énoncé

M. L, 42 ans, consulte pour une lésion cutanée pigmentée de la cuisse droite qui s'est modifiée récemment. Ce patient a comme antécédents un décollement de rétine de l'œil droit sur myopie sévère, avec séquelles ; un épisode dépressif majeur il y a 3 ans avec tentative de suicide, où il a été hospitalisé et traité pendant plusieurs mois ; une exérèse d'un kyste épidermique du dos il y a 1 an et une fracture vertébrale au niveau de T6 pour laquelle il a été opéré il y a 5 ans, suite à un accident de la voie publique. Il n'a aucun antécédent familial. Il ne prend aucun traitement actuellement. Il est marié, travaille dans la bourse et n'a pas d'enfants.

1 QRM **Quelles sont les causes à évoquer devant une lésion cutanée noire ?**

a. Kératose actinique.
b. Mélanome.
c. Kératose séborrhéique.
d. Angiome veineux thrombosé acquis.
e. Carcinome baso-cellulaire tatoué.

2 QRM **Décrire la lésion.**

☛ *Voir photo dossier 5, p. XIII*

a. Ulcérée.
b. Asymétrique.
c. Bourgeonnante.
d. Pigmentée.
e. Bordure irrégulière.

3 QRM **Vous suspectez un mélanome. Quels éléments ont pu vous inquiéter ?**

a. Examen au dermatoscope.
b. Lésion différente des autres nævus du patient.
c. Traumatisme récent de la lésion.
d. Lésion asymétrique.
e. Nombreuses kératoses séborrhéiques.

4 QRU **Que faites-vous devant cette suspicion de mélanome, sachant que l'examen clinique met en évidence une adénopathie inguinale droite dure et non mobile ?**

a. Prescription d'une échographie ganglionnaire inguinale avant toute exérèse ou biopsie.
b. Biopsie cutanée de la lésion pour examen anatomo-pathologique.
c. Exérèse totale de la lésion pour examen anatomo-pathologique.
d. Exérèse totale de la lésion avec marges pour examen anatomo-pathologique.
e. Cytoponction ganglionnaire pour examen cytologique.

5 QRM **L'examen histologique confirme le diagnostic de mélanome. Quelles informations ont une importance pour le pronostic ?**

a. Type histologique de mélanome.
b. Épaisseur tumorale maximale du mélanome.
c. Invasion en profondeur.
d. Exérèse totale ou non.
e. Nombre de mitoses.

6 QRM **Il s'agit d'un mélanome de type superficiel extensif, de stade III AJCC. Quels examens complémentaires peuvent être prescrits ?**

a. Échographie ganglionnaire inguinale.
b. Scintigraphie osseuse.
c. Scanner cérébral.
d. PET-scan.
e. Recherche de la mutation du gène BRAF.

7 QRM **L'atteinte ganglionnaire inguinale droite est confirmée. Il n'y a pas de métastases viscérales. Quel sera votre traitement chirurgical ?**

a. L'atteinte ganglionnaire contre-indique la chirurgie : il faut discuter une chimiothérapie et/ou une radiothérapie.
b. Reprise chirurgicale élargie du mélanome avec marges de sécurité.
c. L'exérèse du mélanome était complète : il n'y a pas nécessité de reprise chirurgicale.
d. Curage ganglionnaire inguinal droit.
e. Chimiothérapie néoadjuvante puis curage ganglionnaire inguinal droit.

8 QRU **Le patient a été opéré. Quel traitement adjuvant peut être proposé ?**

a. Interféron α.
b. Radiothérapie ganglionnaire.
c. Thérapie ciblée.
d. Chimiothérapie.
e. Aucun.

9 QRM **Quels traitements peuvent être proposés, seuls ou en association, en cas de métastases pulmonaires ?**

a. Chimiothérapie.
b. Interféron α.
c. Exérèse chirurgicale.
d. Thérapie ciblée.
e. Curiethérapie.

10 QRM **Parmi les traitements suivants, lesquels ont montré une amélioration de la survie globale pour un stade IV ?**

a. Aucun.
b. Chimiothérapie.
c. Exérèse chirurgicale des métastases.
d. Thérapie ciblée (vemurafénib).
e. Anticorps anti-CTLA4 (ipilimumab).

Question 1 (10 points)

Exactes : B-C-D-E.

Commentaires le carcinome épidermoïde ne se pigmente pas, tandis que le carcinome basocellulaire dit « tatoué » est pigmenté.

Question 2 (10 points)

Exactes : B-D-E.

Question 3 (10 points)

Exactes : A-B-D.

Commentaires les facteurs de risque du mélanome sont : des antécédents familiaux (1er degré) ou personnels de mélanome, un nombre de nævus élevés, un syndrome des nævus atypiques, le nævus congénital géant, photo-exposition, phototype clair, certaines génodermatoses. Les signes évocateurs de mélanome devant une lésion pigmentée sont : le caractère asymétrique, la bordure irrégulière, la couleur inhomogène, le diamètre supérieur à 6 mm et l'évolution rapide et récente. L'examen au dermatoscope peut aider à différencier un mélanome d'un nævus et même une lésion d'origine mélanocytaire d'une lésion non mélanocytaire.

Question 4 (10 points)

Exacte : C.

Inadmissible : B.

Commentaires la première chose à faire ici est de confirmer le diagnostic de mélanome. Il faut toujours effectuer une **exérèse totale de la lésion en cas de suspicion de mélanome** (sauf cas particuliers où la biopsie peut être tolérée). La totalité de la lésion est nécessaire pour avoir une bonne estimation de l'indice de Breslow, qui est l'épaisseur maximale de la tumeur. Il n'y a pas de marges pour une exérèse simple de mélanome. La biopsie ganglionnaire n'est pas recommandée dans le mélanome : le diagnostic de métastase ganglionnaire du mélanome est quasi-certain, il faudra d'emblée pratiquer un curage ganglionnaire.

Question 5 (12 points)

Exactes : A-B-C-E.

Commentaires les facteurs histo-pronostiques retenus par l'AJCC (American Joint Committee on Cancer) sont : **l'indice de Breslow, l'indice de Clark, l'index mitotique, la présence d'une ulcération et le phénomène de régression tumorale**. La présence d'emboles vasculaires n'a pas été retenue comme facteur histo-pronostique. Le marquage par HMB45 n'est pas spécifique du mélanome, il permet de marquer la mélanine.

Question 6 (8 points)

Exactes : A-C-D-E.

Commentaires l'IRM cérébrale est un meilleur examen pour détecter une métastase cérébrale, cependant c'est le scanner qui est recommandé actuellement. La scintigraphie osseuse a été remplacée par le PET-scan. Les **LDH ont un intérêt pronostique uniquement dans le stade IV**. La recherche de la mutation pour le gène BRAF est intéressante à partir du stade III, pour avoir les résultats et débuter rapidement un traitement par Vemurafenib (anti-BRAF) en cas de progression de la maladie (stade IV). La biopsie ganglionnaire n'a aucun intérêt ici.

■ **Question 7** (15 points)
Exactes : B-D.

Commentaires le traitement d'un mélanome de **stade III** est une **reprise chirurgicale** (au niveau de la cicatrice d'exérèse) du mélanome avec **marges de sécurité,** qui seront **proportionnelles à l'indice de Breslow**, et un **curage ganglionnaire** de l'aire atteinte avec envoi en anatomo-pathologie.

■ **Question 8** (10 points)
Exactes : E.
Inadmissible : A.

Commentaires Un traitement adjuvant par **Interféron-α se propose en cas d'atteinte ganglionnaire et/ou d'indice de Breslow > 1,5 mm**. Il améliore la survie sans récidive mais pas la survie globale. Il est cependant **contre-indiqué ici en raison de l'antécédent d'épisode dépressif** avec tentative de suicide. La chimiothérapie n'a d'indication qu'en cas de stade IV (ou III inopérable). La radiothérapie n'améliore pas la survie globale dans le stade III, elle n'a que très peu d'intérêt. Elle est utilisée dans de rares cas, mais il est préférable de retenir de ne pas l'utiliser dans le stade III. Cependant, elle est utile pour le stade IV à visée palliative : métastases cérébrales, vertébrales...

■ **Question 9** (10 points)
Exactes : A-D.

Commentaires en cas de métastases à distance, la thérapie ciblée est le premier traitement à utiliser (uniquement si le patient présente une mutation du gène BRAF, à rechercher systématiquement sur du matériel tumoral). L'exérèse des métastases ne discute que pour une localisation cérébrale, superficielle et unique (ou peu nombreuses). L'interféron n'est jamais prescrit pour un stade IV.

■ **Question 10** (5 points)
Exactes : D-E.

Commentaires question très difficile, limite hors programme. Le but est ici de donner une idée sur les différents traitements possibles lors devant un mélanome stade IV.

ITEMS

N° 299 Tumeurs cutanées, épithéliales et mélaniques

RECOMMANDATIONS

Standards, options et recommandations 2005 pour la prise en charge d'un mélanome cutané M0.

ANTÉRIORITÉ

Concours internat Nord 1996, 1997, 1998, 1999, 2002, 2003 : QCM.
Concours internat Nord 1996 : cas clinique.
Concours internat Sud 1997, 2003 : QCM.

Dossier 6 — Petits bouts de peau

Énoncé

Mme U, 38 ans, se présente en consultation pour des lésions cutanées atteignant les coudes et les genoux. Elle a dans ses antécédents un épisode dépressif majeur traité par sertraline (Zoloft®), un ulcère gastrique traité par Oméprazole 20 mg/j et un surpoids. Elle prend régulièrement de l'Aténolol à visée anxiolytique. Elle est rousse avec des yeux bleus et ne bronze presque pas lorsqu'elle s'expose au soleil. Elle ne fume pas et consomme de l'alcool occasionnellement. La tension artérielle est de 145/95 mmHg au repos.

Voir photo dossier 6, p. I

1 QRU **Décrire les lésions.**

a. Macules squameuses mal limitées.
b. Plaques érythémato-squameuses bien limitées.
c. Papules œdémateuses érythémateuses bien limitées.
d. Nodules infiltrés, confluents.
e. Placard érythémateux, œdémateux, bien limité.

2 QRU **Vous faites le diagnostic de psoriasis en plaques. Elle n'a jamais eu aucun traitement auparavant ni d'explorations complémentaires. Quel examen complémentaire prescrivez-vous ?**

a. Aucun.
b. Biopsie cutanée pour examen anatomo-pathologique.
c. Biopsie cutanée pour immunofluorescence directe.
d. Sérologie VIH.
e. Prélèvement mycologique pour éliminer de principe une dermatophytie.

3 QRM **Comment peut se manifester le psoriasis ?**

a. Pustules.
b. Vésicules.
c. Intertrigo.
d. Atteinte unguéale.
e. Atteinte muqueuse possible mais rare.

4 QRM **Quels traitements peuvent être prescrits ici ?**

a. Dermocorticoïdes d'activité modérée.
b. Acitrétine.
c. PUVAthérapie.
d. Dermocorticoïdes d'activité forte en association avec de la vitamine D topique.
e. Kératolytiques.

5 QRM **Quelles sont les mesures associées ?**

a. Il faut remplacer le traitement antidépresseur par une autre molécule.
b. Il faut arrêter l'Aténolol.
c. Il faut informer la patiente que le stress peut favoriser les poussées mais n'est pas responsable de cette maladie.
d. Il faut contre-indiquer les vaccins vivants atténués.
e. Il faut rechercher un syndrome métabolique.

6 QRM **Le diagnostic de syndrome métabolique associé est confirmé. Votre traitement du psoriasis est peu efficace malgré une bonne observance. La dermatose atteint maintenant environ 30 % de la surface corporelle. Quelles sont les différentes possibilités thérapeutiques ?**

a. Dermocorticoïdes d'activité très forte.
b. Corticothérapie générale 0,5 mg/kg/j.
c. Acitrétine.
d. Méthotrexate.
e. PUVAthérapie.

7 QRM **Parmi les propositions suivantes concernant le méthotrexate, lesquelles sont justes ?**

a. La posologie est d'une prise par jour.
b. Il s'administre uniquement par voie orale.
c. Il faut prescrire de l'acide folique en association, systématiquement.
d. La grossesse est possible.
e. Il peut être responsable de cytopénies.

8 QRM **Parmi les propositions suivantes concernant l'acitrétine, lesquelles sont justes ?**

a. Elle est utilisée pour traiter le psoriasis et l'acné.
b. La contraception, obligatoire, devra être poursuivie 1 mois après l'arrêt du traitement.
c. Il faut prescrire un bilan lipidique tous les 3 mois.
d. C'est le traitement de référence du psoriasis pustuleux généralisé.
e. Elle est contre-indiquée en cas de psoriasis érythrodermique.

9 **Parmi les propositions suivantes concernant les anti-TNFα, lesquelles sont justes ?**

a. En cas d'échec du Méthotrexate, ils peuvent être proposés, même si aucun autre traitement n'a été essayé.
b. En cas de tuberculose latente, ils sont contre-indiqués pendant toute la durée du traitement antituberculeux.
c. Ils permettent une déplétion quasi-complète en lymphocytes B.
d. Il existe des cas d'aggravation du psoriasis sous anti-TNFα.
e. Ils sont contre-indiqués en cas d'insuffisance cardiaque sévère.

10 **La patiente souhaite avoir un enfant. Parmi les traitements suivants, lesquels sont autorisés pendant la grossesse ?**

a. Dermocorticoïdes.
b. Méthotrexate.
c. PUVAthérapie.
d. Ciclosporine.
e. Anti-TNFα.

- **Question 1** (8 points)
  Exacte : B.

- **Question 2** (12 points)
  Exacte : A.

  Commentaires **devant un psoriasis typique, non sévère, aucun examen ne doit être prescrit.** La biopsie n'est indiquée qu'en cas de doute diagnostique. **La sérologie VIH n'est indiquée qu'en cas de psoriasis sévère et/ou résistant au traitement**. Une dermatophytie de la peau glabre peut être évoquée devant une plaque squameuse, mais la guérison centrale et l'évolution centrifuge permettent généralement de la différencier du psoriasis. Un rhumatisme psoriasique doit être recherché à l'interrogatoire, mais en l'absence de signes cliniques, aucun bilan ne doit être prescrit.

- **Question 3** (5 points)
  Exactes : A-C-D-E.

  Commentaires le psoriasis peut se manifester sous forme de pustules (palmo-plantaires, psoriasis pustuleux généralisé). À noter que **pustule ne signifie pas « infection »** mais présence de polynucléaires neutrophiles. Dans le psoriasis pustuleux, les pustules sont aseptiques.

- **Question 4** (15 points)
  Exactes : D-E.

  Commentaires l'association de la vitamine D à un dermocorticoïde doit être préférée à un dermocorticoïde seul. Ici, un traitement par voie générale n'est pas justifié, il s'agit d'un psoriasis peu étendu. Le kératolytique (type vaseline salicylée) permet d'éliminer plus rapidement les squames.

- **Question 5** (10 points)
  Exactes : B-C-E.

  Commentaires les Bêta-bloquants peuvent aggraver un psoriasis, il faut donc discuter de leur substitution par un autre traitement lorsque cela est possible. Cependant, s'ils sont indispensables, il ne faut pas les arrêter (balance bénéfices/risques). Les vaccins vivants ne sont pas contre-indiqués avec un simple traitement topique, qui n'entraîne aucune immunosuppression générale. Il existe une **forte association entre le psoriasis et le syndrome métabolique**, ce dernier doit être recherché en cas de surpoids et/ou tension artérielle élevée à l'examen clinique.

- **Question 6** (10 points)
  Exacte : D.
  Inadmissibles : B-C-E.

  Commentaires il est important ici que la question précise « malgré une bonne observance » car une mauvaise observance au traitement est une cause fréquente « d'échec » thérapeutique. Lorsqu'un psoriasis est étendu d'emblée ou bien résistant à un traitement local, les 2 possibilités thérapeutiques sont l'Acitrétine et la photothérapie (UVA ou UVB). Cependant ici, la présence d'un **syndrome métabolique contre-indique l'acitrétine** (qui aggrave les dyslipidémies). **Le phototype très clair de la patiente contre-indique la PUVAthérapie**. L'étape suivante consiste donc à proposer soit du méthotrexate soit de la ciclosporine (peu utilisée en pratique). La corticothérapie générale n'est jamais indiquée dans le psoriasis (très bonne efficacité mais corticodépendance très rapide et risque d'effets indésirables trop important). L'isotrétinoïne est un traitement utilisé dans l'acné, pas dans le psoriasis.

■ **Question 7** (10 points)

Exactes : C-E.
Inadmissibles : A-D.

Commentaires le méthotrexate s'administre une fois par semaine, per os ou par voie injectable (sous-cutanée). La grossesse est formellement contre-indiquée.

■ **Question 8** (10 points)

Exactes : C-D.
Inadmissibles : B.

Commentaires attention à ne pas confondre isotrétinoïne (traitement de l'acné) et acitrétine (traitement du psoriasis), même s'ils font partie de la même famille. **Lors d'un traitement par acitrétine, la contraception doit être poursuivie jusqu'à 2 ans après l'arrêt du traitement** (1 mois seulement après l'arrêt du traitement dans le cas de l'isotrétinoïne). Des β-HCG, un bilan lipidique et hépatique doivent être prescrits après un mois de traitement puis tous les 3 mois.

■ **Question 9** (10 points)

Exactes : D-E.

Commentaires les indications des anti-TNFα dans le psoriasis sont extrêmement précises : échec de 2 traitements sur 3 parmi méthotrexate/ciclosporine/PUVAthérapie. En cas de tuberculose latente retrouvée lors du bilan préthérapeutique, il faut rediscuter de leur indication. S'ils sont indispensables, il faut prescrire une bithérapie antituberculeuse pendant 3 mois (Isoniazide + Rifampicine) : les anti-TNFα pourront être débutés après 3 semaines minimum de traitement antituberculeux.

■ **Question 10** (10 points)

Exactes : A-D.
Inadmissibles : B-C-E.

Commentaires le seul traitement par voie générale possible lors d'une grossesse est la ciclosporine, bien qu'en pratique ce traitement soit rarement prescrit. Tous les autres traitements systémiques sont contre-indiqués. La vitamine D topique est théoriquement contre-indiquée du fait de l'absence de données sur son innocuité. La vaseline salicylée est contre-indiquée lors du 3e trimestre (risque de passage systémique d'acide salicylique). La photothérapie par UVB est théoriquement possible car il n'y a pas de prise de photosensibilisant (contrairement à la PUVAthérapie), qui est contre-indiqué lors de la grossesse. Cependant, il est préférable de ne pas l'utiliser car il y a un risque de pigmentation du visage pendant la grossesse (appelé mélasma), essentiellement causé par les UVB.

ITEMS

N° 114 Psoriasis
N° 198 Biothérapies et thérapies ciblées

RECOMMANDATIONS

Conseils d'utilisation des traitements anti-TNF et recommandations nationales de bonne pratique labellisées par la Haute Autorité de Santé française, 2013.
Psoriasis, Collège des enseignants en dermatologie de France.

ANTÉRIORITÉ

Concours internat Nord 1996, 1997, 1999, 2002, 2003 : QCM.
Concours internat Nord 2001, 2003 : cas clinique.
Concours internat Sud 1997 : QCM.
Concours internat Sud 1999, 2003 : cas clinique.
ECN 2011 : psoriasis.

Dossier 7 Prurit et état précaire

Énoncé

Vous recevez en consultation hospitalière dédiée aux personnes en situation précaire (où la plupart des médicaments fréquemment prescrits sont disponibles sur place) M. T, 56 ans, un patient SDF. Il dort parfois dans un foyer. Il se présente aujourd'hui pour un prurit évoluant depuis plusieurs semaines, le réveillant la nuit.

À l'examen clinique, vous mettez en évidence de nombreuses excoriations, dont la plupart sont impétiginisées. Il existe des lésions sur les mains.

Voir photo dossier 7, p. X

1 QRM Décrire les lésions.

a. Nodule scabieux.
b. Vésicules perlées.
c. Sillons.
d. Excoriations.
e. Papules perlées.

2 QRU Concernant l'impétigo, quelle affirmation est juste ?

a. La lésion élémentaire est une vésiculo-bulle.
b. La lésion élémentaire est une papule.
c. Lorsqu'il est primitif, il se situe essentiellement dans les plis.
d. Il est souvent primitif chez l'adulte.
e. Le prélèvement bactériologique est obligatoire.

3 QRM Quels sont les arguments en faveur du diagnostic de gale ?

a. La topographie du prurit : plis de flexions.
b. Prurit.
c. Atteinte fréquente du cuir chevelu.
d. Si personne ne se gratte dans le foyer, alors le diagnostic est exclu.
e. Les sillons interdigitaux sont spécifiques de la gale.

4 QRM Quelle est la topographie du prurit lors d'une gale ?

a. Cuir chevelu.
b. Ombilic.
c. Aisselles.
d. Face antérieure des poignets.
e. Grands plis.

5 QRM **Si vous aviez évoqué une pédiculose corporelle, quels auraient été vos arguments ?**

a. Prurit.
b. Contexte social défavorisé.
c. Prurit à prédominance vespérale.
d. Prurit atteignant essentiellement la face postérieure du corps.
e. Poux retrouvés dans les vêtements.

6 QRU **Quel examen complémentaire doit être prescrit parmi les suivants devant une gale ?**

a. Sérologie VIH.
b. Prélèvement parasitologique à la recherche du sarcopte.
c. Prélèvement bactériologique (écouvillon) de l'impétigo.
d. Biopsie cutanée pour examen anatomo-pathologique.
e. Biopsie cutanée pour examen parasitologique.

7 QRM **Le patient veut absolument partir, il veut que vous lui prescriviez un traitement mais ne veut pas rester à l'hôpital. Quel est votre traitement ?**

a. Ascabiol® à laisser 24 heures, 2 jours de suite.
b. Ivermectine 4 comprimés en une fois puis 4 comprimés 7 jours après.
c. Traitement par Ascabiol® et Ivermectine associés.
d. Acide fusidique en crème 2 fois par jour pendant 10 jours.
e. Pénicilline M de type Oracilline per os pendant 10 jours.

8 QRM **Quelles sont les mesures associées ?**

a. Il faut dépister la gale chez tous les résidents du foyer par un examen clinique.
b. Il faut traiter systématiquement tous les résidents du foyer par Ivermectine.
c. Il faut dépister un impétigo chez tous les résidents du foyer par un examen clinique.
d. Il faut traiter systématiquement tous les résidents du foyer par Pénicilline M.
e. Il n'y a aucune mesure associée particulière dans le cas présent.

9 **15 jours après, le patient revient vous voir. Il se gratte encore. À l'examen clinique, il n'existe que des excoriations. Quelles sont les causes à évoquer ?**

a. Irritation par le traitement local (si celui-ci a été utilisé).
b. En cas de traitement local : eczéma de contact.
c. Délire d'infestation.
d. Autre cause de prurit.
e. Mauvaise observance.

10 **À l'examen clinique, il existe également un nodule douloureux de l'aisselle, inflammatoire mais non rénitent, centré par un poil. Quel est le diagnostic ?**

....

Question 1 (5 points)
Exactes : B-C.

Question 2 (15 points)
Exactes : A.

Commentaires l'impétigo se présente sous la forme de **vésicules** (parfois bullles), sur un fond **érythémateux**, qui va se troubler rapidement puis se rompre, et enfin donner une **croûte mélicérique**. Chez le jeune enfant, l'impétigo est souvent primitif et situé dans les **zones péri-orificielles**. Chez l'adulte, il est souvent **secondaire à une dermatose prurigineuse** sous-jacente (gale, eczéma, varicelle...). Le diagnostic est clinique, le **prélèvement bactériologique n'est pas justifié**.

Question 3 (15 points)
Exactes : B-E.

Commentaires **tout prurit est une gale jusqu'à preuve du contraire**. Le prurit est **vespéral**, souvent **collectif** et féroce. On observe des lésions cutanées non spécifiques (excoriations) et **spécifiques : sillons, vésicules perlées, nodules scabieux.**
Le cuir chevelu n'est pas atteint chez l'adulte, mais parfois chez le nourrisson.

Question 4 (5 points)
Exactes : B-C-D.

Commentaires le prurit lors d'une gale a une topographie particulière : **espaces interdigitaux**, **face antérieure des poignets**, **ombilic**, **fesses**, aisselles, face interne des cuisses, organes génitaux externes chez l'homme, mamelons chez la femme.

Question 5 (10 points)
Exactes : A-B-D-E.

Commentaires contrairement à la gale, il y a toujours un contexte social particulier lors d'une pédiculose corporelle. Le diagnostic repose sur la mise en évidence du pou lors de l'examen clinique (dans les vêtements le plus souvent). L'impétiginisation est fréquente. Il n'y a pas de lésion spécifique.

Question 6 (10 points)
Exacte : A.

Commentaires **la gale doit être considérée comme une IST**, bien que ça n'en soit pas une à proprement parler. Il faudra donc prescrire : une sérologie VIH, hépatite B et C, TPHA-VDRL au minimum. Par ailleurs, le prélèvement parasitologique à la recherche du sarcopte (après avoir gratté un sillon pour récupérer des squames) n'est pas systématique, surtout lorsque le diagnostic de gale est évident.

Question 7 (20 points)
Exactes : B-E.

Commentaires le traitement de la gale peut se faire de 2 façons : **soit un traitement local par Ascabiol®** lotion, 2 applications à 24h d'intervalles (préférables à une application unique), **soit un traitement par voie générale Stromectol®** (ivermectine) 4 comprimés en une prise chez l'adulte, avec de nouveau 4 comprimés 1 semaine après (d'après l'AMM il suffit d'une prise unique, cependant les recommandations précisent qu'il est préférable de renouveler les 4 comprimés 1 semaine après). Le choix dépend du contexte et des contre-indications (voie générale en cas de nombreuses personnes à traiter en même temps ; traitement local chez la femme enceinte et le nourrisson, à ne laisser que 12h et non 24h sur la peau). Dans le cas présent, il est évident que chez ce patient SDF, un traitement local ne sera pas bien appliqué. L'impétigo se traite de 2 façons selon le contexte : traitement local par **acide fusidique (Fucidine® crème) 2 fois/j pendant 10 jours en cas d'impétigo peu étendu** (<5% de la surface cutanée et < 2 sites atteints), ou traitement par **voie générale (Pénicilline M pendant 10 jours) s'il est plus étendu**. Il ne faut pas associer les 2 traitements. Les mesures associées (lavage des mains...) sont toujours indiquées.

- **Question 8** (10 points)

Exactes : B-C.

Commentaires **il faut toujours traiter les personnes vivant sous le même toit qu'un patient atteint d'une gale,** même si elles sont asymptomatiques. Le risque de ne traiter que le patient est qu'il guérisse pendant que les autres personnes commencent à être infectées et développent une gale dans quelques jours, puis vont contaminer à nouveau le patient. **Concernant l'impétigo, qui est très contagieux, un examen clinique de l'entourage suffit,** il ne faudra traiter qu'en cas d'infection cliniquement prouvée.

- **Question 9** (5 points)

Exactes : A-C-D.

Commentaires l'eczéma de contact ne peut pas être évoqué puisqu'il n'existe que des excoriations ici. Un eczéma de contact ne présente sous la forme de vésicules reposant sur un érythème à bordures émiettées.

- **Question 10** (5 points)

Exacte : furoncle.

ITEMS

N° 152 Infections cutanéo-muqueuses et des phanères, bactériennes et mycosiques de l'adulte et de l'enfant

N° 167 Gale et pédiculose

RECOMMANDATIONS

Survenue de un ou plusieurs cas de gale. Conduite à tenir (HCSP, 2012).

ANTÉRIORITÉ

Concours internat Nord 1995, 1996, 2002 : QCM.
Concours internat Nord 1999, 2001 : cas clinique.
Concours internat Sud 1995, 1996, 1998, 2001 : QCM.
Concours internat Sud 1998 : cas clinique.
ECN 2012 : gale.

Dossier 8 — *Au salon de coiffure*

Énoncé

Mlle R, 20 ans, se présente en consultation pour une dermatose des mains. Cette patiente est esthéticienne depuis 6 mois, date à laquelle ses problèmes de peau ont débuté. Elle n'a aucun antécédent. Elle ne prend aucun traitement. Elle explique que les lésions cutanées évoluent « par poussées », qu'elles s'aggravent lorsqu'elle travaille beaucoup et s'améliorent pendant les vacances. « C'est probablement provoqué par le stress » dit-elle.

L'examen clinique est en faveur d'un eczéma de contact.

1 QRM **Quelle est la présentation clinique d'un eczéma de contact aigu ?**

a. La lésion élémentaire est une papule.
b. La lésion élémentaire est une vésicule.
c. Les bordures sont émiettées.
d. La zone atteinte est toujours en contact direct avec l'allergène en cause.
e. Il survient environ 48 h après l'exposition à l'allergène.

2 QRU **Quel est le mécanisme impliqué dans l'eczéma de contact ?**

a. Réaction toxique.
b. Dégranulation mastocytaire non médiée par les IgE.
c. Dégranulation mastocytaire médiée par les IgE.
d. Hypersensibilité retardée.
e. Dépôts d'anticorps le long de la membrane basale.

3 QRM **Quels éléments cliniques vous auraient fait évoquer une dermite d'irritation ?**

a. La topographie est strictement limitée à la zone de contact direct avec l'agent causal.
b. Le prurit est très important.
c. Il n'y a pas de vésicules.
d. Les patch-tests ne provoquent pas d'eczéma de contact.
e. Les prick-tests sont positifs.

4 **Quel examen complémentaire est indispensable devant un eczéma de contact ?**

....

....

5 QRU **Il est décidé d'effectuer des patch-tests. Quelle affirmation est juste ?**

a. La lecture se fait 48 h après.
b. La lecture se fait 20 min après.
c. Ils mettent en évidence une hypersensibilité de type immédiate.
d. Ils sont obligatoires pour la déclaration en maladie professionnelle.
e. Ils sont obligatoires devant toute suspicion d'eczéma de contact.

6 QRM **Comment allez-vous prendre en charge cette patiente ?**

a. Éviction de l'allergène en cause si retrouvé.
b. Dermocorticoïdes d'activité forte jusqu'à disparition des lésions.
c. Dermocorticoïdes d'activité modérée jusqu'à disparition des lésions.
d. Antihistaminiques de nouvelle génération (Aerius® ou Xyzall®).
e. Déclaration en maladie professionnelle.

7 QRU **Sur quel récepteur agissent les antihistaminiques de type Atarax® (hydroxyzine) ?**

a. H1.
b. H2.
c. H3.
d. 5HT2.
e. HT3.

8 QRU **La patiente revient 3 mois plus tard, elle n'a pas souhaité de reclassement professionnel. Décrire les lésions.**

☛ *Voir photo dossier 8, p. VIII*

a. Vésicules sur fond érythémateux suintant à bordures émiettées.
b. Érythème, présence de fissures et de squames, aspect sec.
c. Bulles reposant sur une peau érythémateuse.
d. Ulcérations pulpaires.
e. Hyperkératose isolée.

9 QRU **Quel est le diagnostic ?**

a. Phénomène de Raynaud secondaire.
b. Nécrose pulpaire.
c. Eczéma de contact chronique.
d. Syndrome des anti-synthétases.
e. Lupus érythémateux systémique.

10 QRU **Le diagnostic retenu est un eczéma chronique. À quoi est-il dû dans ce cas ?**

a. Probable prise d'un traitement vasoconstricteur.
b. Persistance du contact avec l'allergène malgré un traitement adéquat.
c. Mauvaise observance thérapeutique.
d. Auto-immunité secondaire à l'eczéma de contact initial.
e. Sensibilisation aux dermocorticoïdes.

■ **Question 1** (8 points)
Exactes : B-C-E.

Commentaires l'eczéma aigu se manifeste par des **vésicules sur un érythème à bordure émiettées**. Les vésicules se rompent rapidement, donnant un aspect suintant à cette dermatose. Le **prurit** est important. La topographie peut toucher n'importe quelle partie du corps : celle qui est en contact avec l'allergène mais également d'autres parties lorsque l'allergène est aéroporté ou manuporté (exemple de l'eczéma des paupières avec un vernis à ongles, transmis par le contact avec les doigts). L'eczéma de contact se développe dans **les 48-72 h après le contact avec l'allergène.**

■ **Question 2** (8 points)
Exactes : D.

Commentaires l'eczéma de contact est une hypersensibilité de type IV (classification de Gell et Coombs), c'est-à-dire de type retardée.

■ **Question 3** (13 points)
Exactes : A-C-D.

Commentaires **la dermite irritative** (orthoergique) est le principal diagnostic différentiel de l'eczéma de contact. La distinction est habituellement facile : la dermite irritative survient plus tôt que l'eczéma (dans les heures suivant le contact avec le produit en cause), le patient ressent **une brûlure** plutôt qu'un prurit, les **bordures sont nettes** et il n'y a habituellement pas de vésicules (il est possible d'observer des bulles en cas de produit caustique).

■ **Question 4** (11 points)
Exacte : Aucun.

Commentaires les patch-tests (ou tests épicutanés) ne sont pas systématiques devant un eczéma de contact. Si l'interrogatoire, qui doit être minutieux, retrouve l'allergène en cause, ils ne sont pas nécessaires. En revanche, devant des épisodes récurrents d'eczéma de contact inexpliqués, ils peuvent être très utiles.

■ **Question 5** (9 points)
Exactes : A.

Commentaires les patch-tests mettent en évidence une **hypersensibilité de type retardée**, ils se lisent donc 48 h après. Le médecin applique dans le dos du patient une batterie d'allergènes standardisés (les plus fréquemment responsables d'eczéma de contact), voire parfois des échantillons de produits que le patient utilise dans la vie quotidienne (crème, huile...), puis recouvre d'un pansement. Après 48 h, si on observe un érythème +/- des vésicules, alors le test est positif. Ces tests sont le plus souvent effectués pour déclarer l'eczéma de contact en maladie professionnelle mais ce n'est pas obligatoire : il faut montrer que la dermatose s'améliore lorsque le patient est en vacances et s'aggrave à la reprise du travail. Cependant, il est beaucoup plus simple de réaliser les patch-tests !

- **Question 6** (11 points)

Exactes : A-B-E.

Commentaires **l'éviction de l'allergène est indispensable** pour traiter un eczéma de contact, s'il est retrouvé. Il faut utiliser un **dermocorticoïde** d'activité forte (sur le corps) ou faible (visage, ou chez l'enfant) pendant environ 7-10 jours. Du nitrate d'argent peut être utilisé en cas de lésions très suintantes. Il faudra se méfier d'une éventuelle impétiginisation, fréquente à cause du prurit, qui nécessitera une antibiothérapie.

- **Question 7** (12 points)

Exacte : A.

Commentaires les antihistaminiques utilisés en dermatologie agissent sur les récepteurs H1. Les antihistaminiques d'ancienne génération (Atarax®, Polaramine®) agissent sur les récepteurs du système nerveux central (donc effet sédatif) et dans la peau alors que ceux de nouvelle génération (Aerius®, Clarytine®, Xyzall®) agissent uniquement sur les récepteurs dans la peau. Les antihistaminiques ont un intérêt thérapeutique pour l'urticaire. Si l'on souhaite un effet sédatif (dermatose prurigineuse insomniante comme l'eczéma de contact, dermatite atopique etc.), il faudra utiliser un antihistaminique d'ancienne génération.

- **Question 8** (10 points)

Exacte : B.

Commentaires aspect typique, l'eczéma chronique n'a pas du tout le même aspect qu'un eczéma aigu : il n'y a plus de vésicules, l'aspect n'est plus érythémateux ni suintant. Les lésions prédominantes sont sèches, squameuses, avec aspect de peau épaissie (lichénification).

- **Question 9** (10 points)

Exacte : C.

Commentaires l'eczéma de contact, lorsqu'il n'y a pas d'éviction de l'allergène, prend un aspect plus sec, généralement sans vésicules, plutôt squameux et parfois fissuraire. Il devient alors souvent douloureux.

- **Question 10** (8 points)

Exacte : B.

ITEMS

N° 183 Hypersensibilités et allergies cutanéo-muqueuses chez l'enfant et l'adulte. Urticaire, dermatites atopique et de contact.

ANTÉRIORITÉ

Concours internat Nord 1996, 1997, 2000, 2001, 2002 : QCM.
Concours internat Nord 2000 : cas clinique.
Concours internat Sud 2000, 2001, 2002 : QCM.
Concours internat Sud 1999, 2002 : cas clinique.

Dossier 9

Les conséquences de l'exposition solaire

Énoncé

Vous recevez en consultation M. G, 72 ans, qui se présente pour une lésion du visage évoluant depuis plusieurs semaines, asymptomatique. Ce patient est retraité, ancien cadre. Il a beaucoup voyagé à l'étranger. Son traitement comporte un inhibiteur calcique pour une HTA.

☛ *Voir photo dossier 9, p. II*

1 QRM **Décrivez la lésion.**

a. Nodule croûteux d'aspect translucide.
b. Ulcération bourgeonnante.
c. Télangiectasies.
d. Nodule pigmenté et ulcéré.
e. Vésicules groupées en bouquet sur fond érythémateux.

2 QRU **Quel est le diagnostic le plus probable ?**

a. Mélanome achromique.
b. Carcinome baso-cellulaire.
c. Carcinome épidermoïde.
d. Sarcome cutané.
e. Sarcoïde.

3 QRM **Vous faites le diagnostic de carcinome baso-cellulaire de type nodulaire. Quelles caractéristiques cliniques vous ont amené à faire cette hypothèse diagnostique ?**

a. Zone photo-exposée.
b. Les télangiectasies sont pathognomoniques.
c. Les papules translucides sont pathognomoniques.
d. En cas d'adénopathies cervicales palpables, cela serait encore plus en faveur du diagnostic.
e. La lésion s'est développée sur une kératose actinique.

4 **Aux dépens de quelles cellules se développe le carcinome baso-cellulaire ?**

....

5 QRU **Quel examen complémentaire demandez-vous ?**

a. Aucun.
b. Biopsie cutanée pour examen anatomo-pathologique.
c. Échographie des aires ganglionnaires de drainage.
d. Scanner cérébral injecté.
e. Scintigraphie osseuse.

6 QRM **Concernant la biopsie cutanée, quelles affirmations sont justes ?**

a. Elle n'a aucune indication devant un CBC.
b. Elle est toujours obligatoire devant une suspicion de CBC.
c. Elle est recommandée si le diagnostic clinique est incertain.
d. Elle est recommandée si le traitement envisagé n'est pas chirurgical.
e. Elle est recommandée uniquement pour les CBC du visage.

7 QRM **Le diagnostic de carcinome baso-cellulaire de type nodulaire est confirmé. Quels éléments sont importants pour le pronostic de cette lésion ?**

a. Antécédents familiaux de CBC.
b. Forme récidivée.
c. Le CBC sclérodermiforme est de moins bon pronostic.
d. Taille.
e. Localisation.

8 QRM **Le CBC est de bon pronostic. Quelle est votre prise en charge ?**

a. Exérèse de la lésion sans marges.
b. Exérèse de la lésion avec marges de 3 à 4 mm.
c. Curage ganglionnaire de la zone de drainage systématique.
d. Technique du ganglion sentinelle non obligatoire mais à proposer systématiquement.
e. Surveillance du risque de carcinome épidermoïde.

9 QRM **Concernant les autres traitements possibles, quelles affirmations sont justes ?**

a. En cas d'exérèse incomplète, la meilleure solution est la radiothérapie.
b. En cas de CBC superficiel, une bonne alternative à la chirurgie est l'imiquimod en crème (Aldara®).
c. L'interféron α est souvent utilisé lorsque la chirurgie est contre-indiquée ou refusée.
d. Un traitement par voie générale est utilisé pour les exceptionnels CBC métastastiques.
e. La cryothérapie (azote liquide) est un excellent traitement pour les CBC de mauvais pronostic.

10 **Lors de la surveillance clinique régulière, il faudra rechercher systématiquement un cancer cutané autre qu'un carcinome. Lequel ?**

....

Question 1 (10 points)

Exactes : A-C.

Commentaires les télangiectasies sont des petites dilatations vasculaires, très évocatrices de carcinome baso-cellulaire devant une lésion tumorale mais absolument pas spécifiques.

Question 2 (10 points)

Exacte : B.

Commentaires photographie typique. L'aspect perlé, translucide avec la présence de télangiectasies est très évocateur chez un homme âgé sur une zone photo-exposée. Il n'y a aucun autre diagnostic à évoquer.

Question 3 (12 points)

Exactes : A-C.

Commentaires le CBC nodulaire se présente sous la forme d'un petit nodule unique parsemé de télangiectasies et de papules translucides, appelées perles épithéliomateuses, pathognomoniques du CBC mais inconstantes. C'est le plus fréquent des cancers. Il se développe surtout sur des zones photo-exposées, à partir de 50 ans. La malignité est locale, les métastases sont exceptionnelles. Il ne se développe ni sur des muqueuses ni à partir de lésions précancéreuses, contrairement au carcinome épidermoïde.

Question 4 (8 points)

Exacte : kératinocytes (de la couche basale de l'épiderme)

Question 5 (10 points)

Exactes : B.

Commentaires les métastases de carcinome baso-cellulaire étant exceptionnelles, aucun bilan d'extension n'est justifié.

Question 6 (10 points)

Exacte : C-D.

Commentaires **la biopsie cutanée est recommandée** : en cas de **doute diagnostique**, si **le traitement envisagé n'est pas chirurgical**, si la **chirurgie sera délabrante**, en cas **de forme de mauvais pronostic**. Pour l'ECN, il est préférable de la faire systématiquement, on ne vous en voudra jamais d'avoir fait une biopsie pour confirmer le diagnostic avant de pratiquer l'exérèse d'un CBC.

Question 7 (6 points)

Exactes : B-C-D-E.

Commentaires les facteurs **pronostiques** cliniques sont : la **taille**, la **localisation**, les formes **mal limitées** et **sclérodermiformes** (forme clinique particulière, ressemblant à une « cicatrice » atrophique et scléreuse), ainsi que les **formes récidivées**. Les facteurs histo-pronostiques sont les formes agressives (qui ne sont pas à connaître pour l'ECN).

- **Question 8** (14 points)

Exactes : B-E.

Commentaires le traitement de référence est la chirurgie : **exérèse chirurgicale du CBC avec marges de sécurité et envoi en anatomo-pathologie**. Les marges varient de **3-4 mm** (bon pronostic) à 5-10 mm (mauvais pronostic), elles sont donc beaucoup plus faibles que pour un mélanome. On ne fait jamais de ganglion sentinelle ni de curage ganglionnaire (ou alors uniquement dans les exceptionnels cas de CBC métastatiques !). Il n'est pas nécessaire d'examiner la famille. En revanche, **avoir un CBC signifie qu'il y a eu une photo-exposition importante**, il faut donc surveiller le risque de nouveau CBC ou de récidive, de carcinome épidermoïde et de mélanome.

- **Question 9** (12 points)

Exactes : B-D.

Commentaires en cas d'exérèse incomplète, le meilleur traitement est la reprise chirurgicale (ceci est valable pour tous les cancers, lorsque la chirurgie est possible). L'imiquimod (Aldara® crème) est utilisé pour les CBC superficiels, les kératoses actiniques et les condylomes. Il existe d'autres alternatives : cryochirurgie, curetage-électrocoagulation, photothérapie dynamique... Leurs indications ne sont pas à connaître.

- **Question 10** (8 points)

Exacte : mélanome.

Commentaires le risque de développer un mélanome est 2 fois plus élevé que la population générale lorsque le patient a eu un carcinome baso-cellulaire.

ITEMS

N° 299 Tumeurs cutanées, épithéliales et mélaniques

RECOMMANDATIONS

Prise en charge diagnostique et thérapeutique du carcinome baso-cellulaire de l'adulte, Anaes 2004.

ANTÉRIORITÉ

Concours internat Nord 1995, 2003 : QCM.

Concours internat Sud 1996, 1999, 2000 : QCM.

Dossier 10 *Des boutons qui grattent*

Énoncé

Mme T, 36 ans, consulte en urgence pour une éruption prurigineuse évoluant depuis environ 1 heure. Cette patiente n'a aucun antécédent. Elle ne prend aucun traitement. Elle est parfaitement eupnéique. La tension artérielle est à 120/80 mmHg.

Voir photo dossier 10, p. IV

1 QRU **Décrire les lésions.**

a. Érythème œdémateux bien limité.
b. Papules œdémateuses érythémateuses bien limitées.
c. Vésicules sur fond érythémateux, à bordure émiettées.
d. Purpura infiltré nécrotique.
e. Nodules sous-cutanés, érythémateux.

2 QRM **Quelles sont les caractéristiques sémiologiques d'une urticaire aiguë ?**

a. Macules érythémateuses.
b. Papules purpuriques.
c. Caractère fixe.
d. Caractère migrateur.
e. Papules œdémateuses et érythémateuses.

3 QRM **Concernant la physiopathologie de l'urticaire aiguë, quelles affirmations sont justes ?**

a. Elle est toujours médiée par les IgE.
b. La majorité des urticaires ne relève pas d'un mécanisme immunologique.
c. Elle est secondaire à la libération d'histamine.
d. La cause n'est pas retrouvée dans la grande majorité des cas.
e. Des IgE totales sériques élevées confirment le diagnostic.

4 QRU **Vous ne retrouvez aucun facteur déclenchant à l'interrogatoire. Quels sont vos examens complémentaires ?**

a. Aucun.
b. Patch-tests.
c. Prick-tests.
d. Dosage des IgE sériques.
e. Anticorps anti-TPO.

5 QRU **Quel est votre traitement ?**

a. Dermocorticoïdes.
b. Corticothérapie générale faible dose.
c. Antipaludéens de synthèse.
d. Antihistaminiques pendant 7 jours.
e. Adrénaline injectable à avoir sur soi en cas d'urgence.

6 QRM **La patiente revient vous voir 6 mois plus tard. Elle a refait plusieurs poussées, qui sont très gênantes. Quelles affirmations sont justes ?**

a. Il s'agit d'une urticaire chronique car les épisodes durent depuis au moins 6 semaines.
b. Le « stress » est un facteur aggravant qu'il faudra rechercher.
c. L'urticaire chronique ne peut pas se manifester par un angio-œdème laryngée.
d. L'urticaire chronique survient sur un terrain atopique.
e. L'urticaire aiguë est toujours migratrice, l'urticaire chronique ne l'est pas obligatoirement.

7 QRU **Votre examen clinique n'oriente vers aucune étiologie. Quel examen complémentaire prescrivez-vous ?**

a. Aucun.
b. Anticorps anti-TPO.
c. Sérologie *Helicobacter pylori*.
d. Dosage des IgE sériques totales.
e. Prick-tests.

8 QRU **Quel traitement prescrivez-vous ?**

a. Antihistaminique en monothérapie.
b. Antihistaminique en bithérapie.
c. Corticothérapie générale faible dose.
d. Dermocorticoïdes d'activité forte lors des poussées.
e. Abstention thérapeutique.

9 QRM **La patiente revient vous voir 3 mois après. Le traitement n'est que partiellement efficace, elle est toujours aussi gênée. Quel bilan est à prescrire devant une urticaire chronique après échec du traitement ?**

a. NFS-plaquettes.
b. Dosage des IgE totales.
c. TSH.
d. Anticorps anti-TPO.
e. Biopsie cutanée pour examen histologique.

10 QRM

Finalement, en reprenant l'interrogatoire, il apparaît clairement que l'urticaire se manifeste lors du contact avec le froid. Quelles sont les causes à évoquer ici ?

a. Hypothyroïdie.
b. Sclérodermie systémique.
c. Cryoglobulinémie.
d. Lupus érythémateux systémique.
e. Immunoglobuline monoclonale.

- **Question 1** (8 points)

Exacte : B.

Commentaires les papules sont secondaires à l'œdème lors d'une urticaire aiguë.

- **Question 2** (12 points)

Exactes : D-E.

Commentaires l'urticaire aiguë est constituée de **papules érythémateuses, œdémateuses, très bien limitées, fugaces et migratrices** (elles « changent de place » en quelques heures).

- **Question 3** (10 points)

Exacte : B-C-D.

Commentaires la grande majorité des urticaires aiguës ne sont pas allergiques, c'est-à-dire non médiée par les IgE. Certains facteurs peuvent favoriser la libération d'histamine par les mastocytes (aliments, virus...).

- **Question 4** (10 points)

Exacte : A.

Commentaires l'urticaire est due à la libération d'histamine et d'autres médiateurs par les mastocytes, par un mécanisme non allergique dans la grande majorité des cas (c'est-à-dire non médié par les IgE), ni même allergologique. Devant un épisode d'urticaire aiguë, il est donc inutile de se lancer dans des investigations allergologiques.

- **Question 5** (10 points)

Exacte : D.

Commentaires **une urticaire doit toujours être traitée par antihistaminiques** pendant quelques jours. Les dermocorticoïdes n'ont aucun intérêt. **Les corticoïdes par voie générale ne sont indiqués qu'en cas de signes de gravité** (choc anaphylactique, œdème de Quincke).

- **Question 6** (7 points)

Exactes : A-B-E.

Commentaires par définition, **l'urticaire chronique est une urticaire évoluant depuis au moins 6 semaines** (non obligatoirement de façon continue). **L'urticaire ne fait pas partie de l'atopie**, qui comprend l'asthme, la rhino-conjonctivite allergique et l'eczéma atopique. Devant une urticaire chronique non migratrice, il faudra suspecter une vascularite et pratiquer une biopsie cutanée pour examen anatomo-pathologique.

- **Question 7** (13 points)

Exacte : A.

Commentaires lorsque l'examen clinique n'oriente vers aucune étiologie, aucun examen complémentaire n'est indiqué.

■ **Question 8** (10 points)

Exacte : A.

Commentaires **les antihistaminiques restent le traitement de choix de l'urticaire chronique**. En première intention, une monothérapie suffit. La bithérapie ne sera envisagée qu'en cas d'échec thérapeutique.

■ **Question 9** (12 points)

Exactes : A-D.

Commentaires **en cas d'échec thérapeutique** (c'est-à-dire après 8 semaines minimum d'un traitement bien conduit), un bilan biologique minimum est recommandé : **NFS-plaquettes, VS, CRP, anticorps anti-TPO** (la TSH ne sera demandée que si ces anticorps sont positifs). Les autres examens sont demandés en fonction de l'examen clinique.

■ **Question 10** (8 points)

Exactes : C-E.

Commentaires devant une urticaire chronique au froid, il faut évoquer : une cryoglobulinémie, une cryofibrinogénémie, une immunoglobuline monoclonale, une maladie des agglutinines froides.

ITEMS

N° 183 Hypersensibilités et allergies cutanéo-muqueuses chez l'enfant et l'adulte. Urticaire, dermatites atopique et de contact.

RECOMMANDATIONS

Conférence de consensus : prise en charge de l'urticaire chronique, 2003.

ANTÉRIORITÉ

Concours internat Sud 1995, 1996, 2003 : QCM.

Dossier 11 — *Les ailes de papillon*

Énoncé

Mlle L, 27 ans, présente une éruption du visage depuis plusieurs jours, associée à une asthénie et des arthralgies d'horaire inflammatoire. Elle est préparatrice en pharmacie, d'origine Colombienne. Elle est en concubinage et n'a pas d'enfant. Elle ne prend aucun traitement en dehors d'une pilule œstro-progestative.

1 QRM **L'éruption du visage est évocatrice d'un lupus cutané aigu. Quelles affirmations sont justes ?**

a. L'atteinte des paupières avec une couleur violacée est très évocatrice du diagnostic.
b. Il y a typiquement une hyperkératose, un érythème et une atrophie.
c. Le dos des mains peut aussi être atteint.
d. Le lupus cutané aigu est la forme la plus fréquemment associée à une atteinte systémique.
e. La présence de pustules et de télangiectasies serait plutôt en faveur d'une rosacée que d'un lupus cutané.

2 QRU **Concernant les examens complémentaires, quelles affirmations sont justes ?**

a. Les facteurs anti-nucléaires sont généralement positifs, de type anti-Scl70 ou anti-centromères.
b. L'atteinte articulaire est non destructrice.
c. L'échographie cardiaque transthoracique est systématique.
d. Un facteur rhumatoïde positif doit faire rechercher un autre diagnostic qu'un lupus érythémateux.
e. La biopsie des glandes salivaires accessoires est utile pour le diagnostic d'un lupus érythémateux.

3 QRU **Quel est le traitement de fond d'un lupus érythémateux, quelle que soit sa gravité (qu'il soit disséminé ou cutané) ?**

a. Corticothérapie générale faible dose.
b. Corticothérapie générale forte dose.
c. Antipaludéens de synthèse.
d. Méthotrexate.
e. Anti-inflammatoires non stéroïdiens.

4 QRM **La patiente a un lupus cutanéo-articulaire sans atteinte viscérale. Quel(s) traitement(s) prescrivez-vous ?**

a. Corticothérapie générale forte dose.
b. Bolus de méthylprednisolone.
c. Antipaludéens de synthèse.
d. Méthotrexate.
e. Anti-inflammatoires non stéroïdiens.

5 QRU **Concernant le Plaquenil® (hydroxychloroquine), quelles affirmations sont justes ?**

a. Il n'est pas nécessaire de le prescrire si une corticothérapie à forte dose est donnée.
b. Il peut avoir une toxicité sur la macula.
c. Il peut induire un glaucome.
d. Il est strictement contre-indiqué en cas de grossesse.
e. Il doit être arrêté 3 mois après une poussée environ.

6 QRM **Un bilan ophtalmologique est nécessaire en cas de prescription de Plaquenil®. Quels examens doivent être demandés ?**

a. Fond d'œil.
b. Examen à la fluorescéine.
c. Champ visuel.
d. Électrorétinogramme.
e. Vision des couleurs.

7 QRM **Quelles sont les conditions pour permettre une grossesse lors d'un lupus érythémateux systémique ?**

a. Fonction rénale stable.
b. Pas de poussée depuis au moins 6 mois.
c. Pas de prise de Plaquenil®.
d. Seules les formes cutanéo-articulaires, sans atteinte systémique, peuvent être enceintes.
e. Pas de prise de traitement tératogène.

8 **Concernant le syndrome des anti-phospholipides (SAPL), quelles affirmations sont justes ?**

a. Lors d'un lupus érythémateux, la présence d'anti-phospholipides signe le SAPL.
b. Le TCA est allongé, non corrigé par l'adjonction d'un plasma témoin.
c. Le TCA est allongé, corrigé par l'adjonction d'un plasma témoin.
d. On peut observer des anticorps anti-$\beta 2$-microglobuline.
e. Après un accident thrombotique veineux, l'anticoagulation est systématique.

9 **Quelques années après, la patiente, maintenant sous immunosuppresseurs pour une atteinte rénale, présente une augmentation de la CRP. Quelles sont les causes à évoquer en premier ?**

a. Poussée du lupus : atteinte cutanée.
b. Poussée du lupus : atteinte articulaire.
c. Poussée du lupus : atteinte d'une séreuse.
d. Infection sous-jacente.
e. Tumeur sous-jacente.

10 **D'après la photographie, quel est le diagnostic ?**

☛ *Voir photo dossier 11, p. II*

a. Purpura vasculaire.
b. Phénomène de Raynaud.
c. Érythème noueux.
d. Lupus érythémateux subaigu.
e. Livedo.

- **Question 1** (10 points)

Exactes : C-D-E.

Commentaires il existe principalement 3 formes de lupus érythémateux cutané (pour l'ECN) : la forme aiguë (érythème malaire), la forme subaiguë et le lupus discoïde chronique. **Le lupus cutané aigu, le plus souvent associé à une atteinte systémique** (c'est-à-dire une atteinte viscérale plus ou moins grave), se situe la plupart du temps sur le **visage**, ou le dos des mains, il est constitué d'un **érythème œdémateux, mal limité**. Il n'y a pas de pustules ni de télangiectasies (qui font plutôt évoquer une rosacée). Le lupus discoïde chronique est une plaque érythémateuse atrophique, hyperkératosique, parsemée de télangiectasies. L'érythème liliacé des paupières s'observe dans la dermatomyosite et non dans le lupus. Contrairement au lupus, l'atteinte cutanée de la dermatomyosite se situe essentiellement en regard des articulations, alors qu'on observe un respect de ces zones dans le lupus.

- **Question 2** (10 points)

Exacte : B.

Commentaires les facteurs anti-nucléaires (FAN) dans le lupus sont de type **anti-Sm et anti-DNA natif**, les anti-Scl70 et anti-centromères s'observant dans la sclérodermie systémique. La présence d'anti-SSA et/ou anti-SSB est évocatrice de syndrome de Gougerot-Sjögren associé au lupus, mais non spécifique, et leur présence ne suffit pas à poser ce diagnostic. Le facteur rhumatoïde n'est spécifique d'aucune pathologie : endocardite, polyarthrite rhumatoïde etc. **La biopsie des glandes salivaires accessoires a un intérêt dans 3 pathologies : le syndrome de Gougerot-Sjögren, l'amylose et la sarcoïdose**. Devant une suspicion de lupus érythémateux, les premiers examens doivent être simples : radiographie thoracique, ECBU, protéinurie, ECG... Les autres examens seront demandés en fonction de ces résultats.

- **Question 3** (10 points)

Exacte : C.

Commentaires **tout patient présentant un lupus érythémateux doit être sous antipaludéens de synthèse (Plaquenil®).** Il permet le traitement des formes cutanées pures dans la majorité des cas, et a un effet préventif sur d'autres poussées, même dans les formes viscérales. En cas d'atteinte viscérale, il n'est bien évidemment pas suffisant, il faudra rajouter une corticothérapie générale (et/ou immunosuppresseurs).

- **Question 4** (12 points)

Exactes : C-E.

Commentaires un lupus cutané « pur » doit être traité par Plaquenil® et dermocorticoïdes (durée la plus courte possible pour ces derniers). **Un lupus cutanéo-articulaire doit être traité par Plaquenil® et AINS**, ce qui est généralement suffisant. Si ce n'est pas le cas, une faible corticothérapie sera ajoutée. **En cas d'atteinte viscérale, il faut prescrire une corticothérapie générale** à plus forte dose (ex : atteinte pleurale, atteinte hématologique). En cas d'atteinte viscérale grave (atteinte rénale sévère), il faut administrer des immunosuppresseurs (bolus de cyclophosphamide etc.).

- **Question 5** (10 points)

  Exactes : B.

  Commentaires l'hydroxychloroquine (Plaquenil®) doit toujours être prescrite, quelle que soit la gravité du lupus érythémateux. La principale toxicité est l'atteinte rétinienne (maculopathie en « œil-de-bœuf »), qui est rare et prévisible (il faut minimum 5 ans de traitement pour avoir un risque d'atteinte rétinienne non négligeable). **Il est obligatoire de poursuivre le Plaquenil® pendant la grossesse +++ (non tératogène et risque de poussée lupique pendant la grossesse et en post-partum).** Ce traitement est poursuivi pendant des années (presque à vie) en cas de maladie sévère.

- **Question 6** (8 points)

  Exactes : A-C-D.

  Commentaires d'après les recommandations, il faut prescrire **un fond d'œil, un champ visuel** central automatisé et/ou un des 3 examens suivants : **électrorétinogramme multifocal**, OCT, clichés du FO en auto-fluorescence. **Ces examens doivent être prescrits à l'instauration du traitement puis 1 fois/an après 5 années de traitement. La vision des couleurs n'est plus recommandée.**

- **Question 7** (9 points)

  Exactes : A-B-E.
  Indispensables : A-B-E.

- **Question 8** (11 points)

  Exactes : B-E.

  Commentaires le **syndrome des anti-phospholipides (SAPL) est défini par l'association d'un évènement clinique** (accident artériel, veineux et/ou obstétrical) ***et* biologique** (anticorps anti-cardiolipines, anticorps anti-β2GP1, présence d'un anticoagulant circulant) confirmé à 12 semaines. La présence d'un anticoagulant circulant doit être évoquée devant un TCA allongé non corrigé par l'adjonction d'un plasma témoin. **La seule présence d'anticorps ne permet pas le diagnostic de SAPL.** Après un accident artériel ou veineux, les AVK sont obligatoires.

- **Question 9** (12 points)

  Exactes : C-D.

  Commentaires une poussée d'un lupus érythémateux disséminé s'accompagne d'une augmentation de la VS mais pas de la CRP. En cas d'augmentation de ces 2 paramètres biologiques, il faudra évoquer soit une infection soit une atteinte d'une séreuse.

- **Question 10** (8 points)

  Exacte : E.

  Commentaires photographie typique. Le livédo, donnant un aspect en « mailles de filet », violacé, peut être satellite d'un lupus ou bien secondaire à un syndrome des anti-phospholipides. Il peut aussi être parfaitement physiologique (surtout chez la jeune femme lorsqu'il fait froid). Les signes cliniques permettant d'analyser finement un livedo ne sont pas à connaître.

ITEMS

N° 190 Lupus érythémateux disséminé. Syndrome des anti-phospholipides

RECOMMANDATIONS

Lupus érythémateux systémique, PNDS 2010.

ANTÉRIORITÉ (N.B : LUPUS AVEC ATTEINTE CUTANÉE).

Concours internat Nord 1998, 2003 : QCM.

Concours internat Nord 2001 : cas clinique.

ECN 2006.

Dossier 12 *Effets pas très désirables*

Énoncé

M. Y, 47 ans, consulte en urgence pour une éruption cutanée apparue ce matin, atteignant le tronc mais respectant les membres. Il est séropositif pour le VIH depuis 10 ans, très bien équilibré sous trithérapie depuis 8 ans. Ses autres antécédents sont : une dyslipidémie induite par la trithérapie sous statine depuis 4 mois, une hypertension artérielle sous bêta-bloquant depuis 2 mois. Il a eu une urétrite à gonocoque il y a 2 semaines pour laquelle il a reçu un traitement par ceftriaxone 1 injection unique et azithromycine per os en dose unique. Il prend des anti-inflammatoires non stéroïdiens depuis 9 jours pour un lumbago. Ses vaccinations sont à jour en dehors de la rougeole pour laquelle il n'a reçu qu'une seule dose dans l'enfance.

☛ *Voir photo dossier 12, p. VI*

1 QRU **Décrire l'éruption.**

a. Exanthème maculo-papuleux sans intervalle de peau saine.
b. Exanthème maculo-papuleux avec intervalles de peau saine.
c. Érythème rouge vif avec sensation de cuisson et une évolution en desquamation en « doigts de gant ».
d. Macules « rose pâle » avec intervalles de peau saine.
e. Papules œdémateuses érythémateuses bien limitées.

2 QRU **Quel est le diagnostic ?**

a. Exanthème morbilliforme.
b. Exanthème scarlatiniforme.
c. Érythrodermie.
d. Exanthème roséoliforme.
e. Éruption urticarienne.

3 QRM **Parmi les étiologies suivantes, lesquelles sont à retenir comme hypothèses diagnostiques ?**

a. Début d'un syndrome de Lyell.
b. Toxidermie de type exanthème maculo-papuleux.
c. Rougeole.
d. Mégalérythème épidémique.
e. Mononucléose infectieuse.

4 QRM **Quels peuvent être les arguments en faveur d'une virose plutôt que d'une toxidermie ?**

a. Énanthème.
b. Prurit.
c. Fièvre.
d. Lésions polymorphes.
e. Lymphopénie.

5 QRM **Concernant une éventuelle biopsie cutanée, quelles affirmations sont justes ?**

a. Elle n'a généralement aucun intérêt pour le diagnostic étiologique.
b. Elle peut confirmer dans la grande majorité des cas une toxidermie morbilliforme.
c. Elle est obligatoire dans tous les cas d'exanthème morbilliforme.
d. Dans le cas présent, il est souhaitable de demander une PCR dessus afin d'éliminer une virose.
e. Elle ne peut pas affirmer une virose la plupart du temps.

6 **Vous pensez plutôt à une toxidermie de type exanthème maculo-papuleux. Quelles affirmations sont justes ?**

a. Cette toxidermie peut parfois évoluer vers un syndrome de Lyell.
b. Il y a fréquemment un syndrome mononucléosique.
c. Il y a fréquemment une hyperéosinophilie importante (> 1 000/mm^3).
d. Le délai entre l'introduction des médicaments et l'éruption est de 5 à 15 jours.
e. Le délai entre l'introduction des médicaments et l'éruption est de 2 à 4 jours.

7 **Quel est le facteur de risque majeur de cette toxidermie ?**

....

....

8 **Dans le cas présent, si le diagnostic de toxidermie maculo-papuleuse est retenu, quel médicament est probablement en cause ?**

a. Un ou plusieurs médicaments de la trithérapie antirétrovirale.
b. Bêta-bloquant.
c. Ceftriaxone.
d. Azithromycine.
e. Anti-inflammatoires non stéroïdiens.

9 **Que faut-il faire concernant le médicament en cause dans le cas présent ?**

....

....

10 **Concernant le médicament en cause, quels examens prescrivez-vous systématiquement ?**

a. Aucun.
b. Dosage plasmatique du médicament.
c. Prick-tests.
d. Patch-tests.
e. Intradermo-réaction avec le médicament.

- **Question 1** (10 points)
Exactes : B.

Commentaires **l'exanthème morbilliforme est maculo-papuleux avec intervalles de peau saine**. L'exanthème roséoliforme est constitué de macules rosées, pâles, très discrètes, avec intervalles de peau saine, prédominant sur le tronc. L'exanthème scalartiniforme est constitué de nappes érythémateuses « rouge vif », avec une évolution en desquamation en « doigts de gants ». Un érythème atteignant plus de 90 % de la surface corporelle est une érythrodermie.

- **Question 2** (8 points)
Exacte : A.

- **Question 3** (12 points)
Exactes : B-C-D-E.

Commentaires les principales étiologies à évoquer devant un exanthème morbilliforme sont : **la primo-infection VIH, la rougeole, d'autres viroses** (mononucléose infectieuse, mégalérythème épidémique...) et une **toxidermie**. La syphilis secondaire n'est pas classiquement responsable d'exanthème morbilliforme mais elle ne peut pas être totalement éliminée, notamment dans ce cas précis où le patient a des antécédents d'infections sexuellement transmissibles.

- **Question 4** (10 points)
Exactes : A-C-E.

Commentaires il n'existe aucun signe clinique spécifique d'une toxidermie ou d'une virose devant un exanthème morbilliforme, en dehors du signe de Köplik lors d'une rougeole.

- **Question 5** (10 points)
Exacte : A-E.

Commentaires la biopsie cutanée n'aide malheureusement pas à faire le diagnostic entre une toxidermie et un exanthème d'origine virale. Elle est donc rarement réalisée en pratique. Pour l'ECN, il ne faut pas en faire.

- **Question 6** (15 points)
Exacte : D.

Commentaires il existe parfois une très discrète hyperéosinophilie lors d'une toxidermie de type exanthème morbilliforme. Cependant, une hyperéosinophilie importante doit faire suspecter un début de DRESS. **Pour l'exanthème morbilliforme, le délai entre l'introduction du médicament et l'éruption cutanée est de 5 à 15 jours** (7-21 jours pour le syndrome de Lyell et 2 à 4 jours pour la pustulose exanthématique aiguë généralisée).

- **Question 7** (10 points)
Exacte : infection VIH.

- **Question 8** (10 points)
Exacte : E.

Commentaires la justification se fait toujours de la même façon pour une toxidermie : premièrement, **l'imputabilité intrinsèque** (score sémiologique : clinique compatible avec une toxidermie de type exanthème morbilliforme, score chronologique : délai de 9 jours pour les

AINS compatible) et deuxièmement **l'imputabilité extrinsèque** : les AINS sont fréquemment responsables de toxidermie de ce type. La ceftriaxone ne pouvait pas être responsable de ce tableau clinique, il aurait fallu une prise quotidienne jusqu'à l'éruption.

■ **Question 9** (10 points)

Exacte : arrêt.

Commentaires **devant une toxidermie grave, l'arrêt définitif du médicament en cause est obligatoire. Devant une toxidermie bénigne (ce qui est le cas ici), il faut mettre en avant les bénéfices et les risques** : si le médicament est indispensable pour le patient, alors il n'y a pas de contre-indication absolue à sa reprise. Cependant, elle se fera sous surveillance médicale. Ici, les AINS ne sont pas indispensables, il faut les arrêter et les remplacer par un antalgique pour le lumbago.

■ **Question 10** (5 points)

Exacte : A.

Commentaire les explorations allergologiques ne sont pas systématiques, elles ne se font que dans certains cas et il n'y a aucun consensus quant à leurs indications. Lorsque le médicament responsable est facilement retrouvé, aucun examen n'est systématique. Si on décide de faire des explorations, il faut effectuer des patch-tests dans un premier temps.

ITEMS

N° 112 Exanthème et érythrodermie de l'adulte et de l'enfant

N° 322 Identification et gestion des risques liés aux médicaments et aux biomatériaux, risque iatrogène, erreur médicamenteuse

RECOMMANDATIONS

Toxidermies médicamenteuses, Collège des enseignants en dermatologie de France.

ANTÉRIORITÉ

Concours internat Nord 2001 : QCM.

Concours internat Nord 2001 : cas clinique.

Concours internat Sud 1997 : QCM.

Dossier 13

La jambe gonflée

Énoncé

Mme H, 62 ans, est adressée par son médecin traitant aux urgences pour une douleur à la jambe droite évoluant depuis quelques heures. Cette patiente, en surpoids a comme principal antécédent une thrombose veineuse profonde de la jambe droite à l'âge de 41 ans suite à un voyage en avion. Elle consomme 4 verres de vin par jour. Elle fume un demi-paquet de cigarettes par jour depuis l'âge de 23 ans.

Voir photo dossier 13, p. I

1 QRM **Quelles peuvent être les hypothèses diagnostiques devant une jambe rouge aiguë ?**

a. Lymphœdème.
b. Érysipèle.
c. Eczéma de contact.
d. Thrombose veineuse profonde.
e. Insuffisance veineuse chronique.

2 QRU **Décrivez les lésions.**

a. Exanthème maculo-papuleux.
b. Placard érythémateux, œdémateux, sans bourrelet périphérique.
c. Nodules enchâssés dans l'hypoderme, violacés.
d. Plaques érythémato-squameuses bien limitées.
e. Vésicules sur érythème à bordures émiettées, suintant.

3 QRM **Votre examen clinique est en faveur d'un érysipèle. Quels sont vos arguments ?**

a. Début brutal.
b. Le lymphœdème est un facteur favorisant.
c. L'éthylisme est un facteur favorisant.
d. La présence de bulles élimine ce diagnostic : c'est obligatoirement une pathologie plus grave qu'un érysipèle.
e. L'absence de porte d'entrée ne remet pas en cause le diagnostic.

4 **Quel est le germe responsable de ce tableau clinique ?**

....

....

5 QRU **Vous décidez d'hospitaliser la patiente. Quels examens complémentaires prescrivez-vous ?**

a. Aucun.
b. Écho-Doppler des membres inférieurs en urgence.
c. Hémocultures obligatoires dans tous les cas d'érysipèle.
d. Prélèvement mycologique obligatoire de la porte d'entrée.
e. Biologie usuelle : NFS-plaquettes, ionogramme, créatinine, bilan hépatique.

6 QRM **Quels antibiotiques peuvent être prescrits en cas d'hospitalisation initiale ?**

a. Pénicilline G.
b. Amoxicilline.
c. Ceftriaxone.
d. Pristinamycine en cas d'allergie aux bêta-lactamines.
e. Macrolide.

7 QRM **Quelles sont les mesures associées ?**

a. Il est préférable de prescrire une anticoagulation préventive par HBPM ici.
b. L'anticoagulation est strictement contre-indiquée ici.
c. Relais per os par Amoxicilline après 48 h d'apyrexie.
d. Relais per os par macrolides après 48 h d'apyrexie.
e. Bandelette urinaire 3 jours après la fin du traitement.

8 QRM **L'examen clinique a mis en évidence un intertrigo du 4e espace inter-orteils. Quelles affirmations sont justes ?**

a. Le prélèvement mycologique est obligatoire.
b. Tout intertrigo est obligatoirement d'origine infectieuse.
c. Une onychomycose est souvent associée.
d. Le traitement sera : antifongique local pendant 3 semaines.
e. Le traitement sera : antifongique par voie générale pendant 3 semaines.

9 **Quelle est la séquelle la plus fréquente après un érysipèle, pouvant favoriser une récidive de celui-ci ?**

....

....

10 QRM **Comment prévenir la récidive d'un érysipèle ?**

a. Traiter une porte d'entrée rapidement.
b. Antibiothérapie au long cours, systématique après un épisode.
c. Bas de contention.
d. Équilibrer un diabète sous-jacent.
e. Anticoagulation préventive en cas d'alitement.

■ **Question 1** (9 points)
Exactes : B-C-D.

Commentaires le lymphœdème est chronique, il se manifeste par un œdème « cartonné », atteignant le dos du pied et les orteils. Il peut parfois se compliquer d'une poussée inflammatoire faussement inquiétante, qui n'est pas un érysipèle (l'atteinte bilatérale est rassurante). La thrombose veineuse profonde est généralement peu inflammatoire et facile à distinguer d'un érysipèle, cependant elle peut parfois avoir une présentation clinique trompeuse. L'eczéma de contact à cet endroit peut être explosif, avec une jambe très œdémateuse et très suintante. L'insuffisance veineuse chronique donne un œdème rétromalléolaire, non inflammatoire, prédominant en fin de journée, et s'accompagne d'autres signes (dermite ocre, varicosités...).

■ **Question 2** (6 points)
Exacte : B.

■ **Question 3** (14 points)
Exactes : A-B-E.

Commentaires **les seuls facteurs favorisants reconnus de l'érysipèle sont l'insuffisance veineuse, l'obésité et le lymphœdème**. Contrairement à une idée très répandue, le diabète et l'éthylisme chronique ne semblent pas être des facteurs de risque. La porte d'entrée la plus fréquente est l'intertrigo inter-orteils. **Le fait de ne pas retrouver de porte d'entrée ne remet absolument pas en cause le diagnostic.**

■ **Question 4** (10 points)
Exacte : streptocoque du groupe A (β-hémolytique)

■ **Question 5** (10 points)
Exacte : E.

Commentaires **les examens bactériologiques ne sont pas indispensables** : l'hémoculture est en effet négative dans la grande majorité des cas. L'écho-Doppler veineux des membres inférieurs n'est pas systématique pour rechercher une thrombose veineuse profonde, qui est un diagnostic différentiel, il sera demandé uniquement en cas de doute diagnostique. **En cas d'intertrigo inter-orteil, le prélèvement mycologique n'est pas obligatoire** : d'après les recommandations sur les infections à dermatophytes, le prélèvement mycologique est recommandé, sauf en cas d'intertrigo inter-orteils isolé où un traitement peut être prescrit d'emblée. Une biologie simple est très souvent demandée en pratique : on ne vous en voudra jamais de prescrire une NFS-plaquettes, iono et bilan hépatique dans ces cas.

■ **Question 6** (11 points)
Exactes : A-B-D.

Commentaires en cas d'hospitalisation initiale, le traitement de référence est **la Pénicilline G** par voie intraveineuse, avec un relais per os par amoxicilline à 48 h d'apyrexie. En cas d'allergie, on peut prescrire de la **pristinamycine** (Pyostacine®) ou bien de la clindamycine (Dalacine®). **Les macrolides ne sont plus recommandés** car 30 % des streptocoques sont résistants à ces antibiotiques. En pratique, l'Augmentin® (amoxicilline-acide clavulanique) est souvent prescrit, surtout chez les patients diabétiques : ce schéma thérapeutique n'est pas validé, il est donc préférable de ne pas l'écrire dans une copie.

Question 7 (10 points)

Exactes : A-C.

Commentaires **l'anticoagulation préventive n'est pas systématique devant un érysipèle.** Cependant dans ce cas clinique, l'association insuffisance veineuse chronique post-phlébitique/obésité/alitement/fièvre rend le risque de thrombose veineuse important et justifie pleinement cette anticoagulation préventive. Le relais per os se fait à 48 h d'apyrexie. **La bandelette urinaire se pratique 2 à 3 semaines après l'épisode** afin de rechercher une glomérulonéphrite post-streptococcique.

Question 8 (11 points)

Exactes : C-D.

Commentaires un intertrigo est une atteinte d'un pli, qui n'est pas obligatoirement d'origine infectieuse (ex : psoriasis). Un intertrigo fissuraire associé à un érysipèle est habituellement d'origine dermatophytique. Il est souvent associé à une atteinte unguéale (onychomycose), qui est à rechercher. La transmission est interhumaine. Le traitement comprendra des mesures symptomatiques (éviter la macération, bien sécher entre les orteils après la douche…) et un antifongique local pendant 3 semaines, à appliquer entre tous les orteils, même ceux qui ne paraissent pas atteints.

Question 9 (9 points)

Exacte : lymphœdème.

Commentaires le lymphœdème est un facteur de risque de l'érysipèle. **Après un érysipèle, le lymphœdème est une séquelle fréquente**, qu'il faudra prévenir par le port de **bas de contention**. Cette séquelle favorise la nouvelle survenue d'un autre érysipèle et ainsi de suite…

Question 10 (10 points)

Exactes : A-C.

Commentaires le port de bas de contention lutte contre l'insuffisance veino-lymphatique, grand facteur favorisant de l'érysipèle. Il n'a jamais été démontré qu'équilibrer un diabète prévenait la récidive d'un érysipèle.

ITEMS

N° 152 Infections cutanéo-muqueuses et des phanères, bactériennes et mycosiques de l'adulte et de l'enfant

N° 345 Grosse jambe rouge aiguë

RECOMMANDATIONS

Conférence de consensus : érysipèle, 2001.

ANTÉRIORITÉ

Concours internat Nord 2000 : QCM.
Concours internat Nord 2000 : cas clinique.
Concours internat Sud 2002, 2003 : QCM.
Concours internat Sud 2003 : cas clinique.
ECN 2006
ECN 2008

Dossier 14 *Un trou dans la jambe*

Énoncé

Mme R, 72 ans, se présente à votre consultation pour un ulcère de jambe droite évoluant depuis presque 2 mois. Cette patiente a comme antécédents une thrombose veineuse profonde de la jambe droite il y a environ 10 ans, une HTA traitée par un inhibiteur calcique, une dyslipidémie traitée par une statine et un surpoids. Elle n'a pas d'intoxication alcoolo-tabagique.

☛ *Voir photo dossier 14, p. IX*

1 QRM **Décrire la lésion.**

a. Perte de substance avec nécrose.
b. Exposition tendineuse.
c. Caractère suspendu.
d. Dermite ocre.
e. Perte de substance, caractère exsudatif.

2 QRM **Quels sont les signes cliniques d'insuffisance veineuse chronique, en présence d'un ulcère ou non ?**

a. Œdème déclive bilatéral, blanc, indolore, prenant le godet.
b. Œdème rétro-malléolaire prédominant en fin de journée.
c. Peau fine, blanche, dépilée.
d. Dermite ocre.
e. Lipodermatoscélérose (ou « botte sclérodermiforme »).

3 QRM **Quels signes cliniques sont en faveur d'un ulcère veineux ?**

a. Ulcère unique, superficiel.
b. Ulcères multiples, creusants.
c. Localisation : péri-malléolaire.
d. Varices visibles à l'œil nu en position debout.
e. Absence de pouls distaux.

4 QRM **L'examen clinique est plutôt en faveur d'un ulcère d'étiologie veineuse. Vous souhaitez prendre les index de pression systolique (IPS). Quelles affirmations sont justes ?**

a. Il n'est pas obligatoire de les prendre puisque l'examen clinique est en faveur d'un ulcère veineux.
b. Il est obligatoire de prendre les IPS dans tous les cas.
c. C'est le rapport de la pression systolique à la cheville et de la pression systolique humérale.
d. Si 0,7 < IPS < 0,9, alors il n'y a pas d'artériopathie.
e. Si IPS > 1,3 alors il y a très probablement une médiacalcose, donc une artériopathie très sévère.

5 QRU **L'IPS est à 1,1. Quel examen complémentaire prescrivez-vous ?**

a. Écho-Doppler artériel des membres inférieurs.
b. Écho-Doppler veineux des membres inférieurs.
c. Biopsie cutanée de l'ulcère pour examen anatomopathologique.
d. Échographie cardiaque transthoracique.
e. Écouvillonnage de l'ulcère pour examen bactériologique.

6 QRM **Il n'y a aucune participation artérielle. Quelles sont les étapes importantes à respecter par l'infirmière pour la réfection des pansements ?**

a. Il faut nettoyer au sérum physiologique.
b. Il faut nettoyer avec de la chlorhexidine.
c. En cas d'écoulement sale, il faut une antibiothérapie locale.
d. En cas d'écoulement sale, il faut une antibiothérapie générale.
e. Des bandes de compression veineuse sont indispensables ici.

7 QRM **Quelles sont les mesures associées ?**

a. Prise en charge à 100 % (ALD30).
b. La perte de poids est recommandée en cas de surpoids.
c. Il faut vérifier la vaccination antitétanique.
d. Il faut éviter la marche.
e. L'anticoagulation préventive est recommandée en cas d'ulcère veineux même si le patient n'est pas alité.

8 QRM **Quelles sont les situations où il faudra effectuer une biopsie cutanée de l'ulcère pour un examen anatomo-pathologique ?**

a. Évolution > 1 an malgré un traitement adapté.
b. Douleur intense.
c. Surinfection fréquente.
d. Bourgeonnement excessif.
e. La biopsie est systématique lors du diagnostic.

9 QRM **Votre patiente souhaite faire opérer ses varices. Quelles sont les conditions à réunir ?**

a. L'ulcère doit être cicatrisé.
b. Il faut une insuffisance veineuse superficielle sans insuffisance veineuse profonde.
c. L'IPS doit être supérieur à 0,85.
d. La chirurgie de l'insuffisance veineuse chronique diminue le risque de récidive d'un ulcère veineux.
e. La chirurgie de l'insuffisance veineuse chronique diminue le temps de cicatrisation d'un ulcère veineux.

10 QRU **Un examen bactériologique, fait à partir d'un écouvillonnage de l'ulcère, met en évidence de nombreux streptocoque du groupe A ainsi que des bacilles Gram négatif en cours d'identification. Il n'y a pas de fièvre. L'ulcère est un peu sale. Que faites-vous ?**

a. Soins locaux habituels.
b. Amoxicilline 3 gr/j pendant 15 à 21 jours.
c. Pipéracilline + tazobactam en intra-veineux jusqu'à négativation du prélèvement bactériologique.
d. Acide fusidique en crème sur l'ulcère 2 fois par jour pendant 10 jours.
e. Antiseptiques locaux mais pas d'antibiothérapie.

■ **Question 1** (8 points)

Exactes : D-E.

Commentaires le caractère suspendu signifie que l'ulcère est haut situé sur la jambe (caractéristique d'un ulcère artériel).

■ **Question 2** (12 points)

Exactes : B-D-E.

Commentaires l'œdème cartonné du dos du pied associé au signe de Stemmer (impossibilité de plisser la peau de la face dorsale des orteils) correspond au **lymphœdème**. **L'atrophie blanche** se présente sous la forme de petites plaques couleur « blanc porcelaine » parsemées d'un piqueté hémorragique, extrêmement douloureux (elle peut être primitive, secondaire à l'insuffisance veineuse chronique, à un SAPL etc.). La pigmentation brunâtre des faces antérieures de jambes est la **dermite ocre**, elle correspond à l'extravasation des hématies dans le tissu conjonctif, qui libèrent leur fer et entraînent donc une pigmentation cutanée. La lipodermatosclérose (ou « botte sclérodermiforme ») est lorsque la peau des jambes devient scléreuse, épaissie, luisante. Un ulcère artériel aurait été plus profond, localisé sur la face antérieure et/ou externe de jambe et un caractère suspendu, avec parfois une exposition tendineuse, beaucoup plus douloureux, la peau aurait été fine et dépilée.

■ **Question 3** (9 points)

Exactes : A-C-D.

Commentaires **l'ulcère veineux est typiquement unique**, **péri-malléolaire**, superficiel, exsudatif, peu douloureux et **accompagné de signes d'insuffisance veineuse chronique.** Les ulcères artériels sont volontiers multiples, profonds (jusqu'à une exposition osseuse ou tendineuse), douloureux, à l'emporte-pièce avec une bordure abrupte, localisés sur la face antérieure de jambe ou le dos du pied, Cependant, aucun signe clinique n'est spécifique.

■ **Question 4** (11 points)

Exactes : B-C.

Commentaires **il est indispensable de prendre les IPS devant tout ulcère de jambe, quel que soit l'aspect clinique**, car l'examen clinique manque de sensibilité et de spécificité. Ils correspondent au rapport de la pression artérielle systolique à la cheville et de la pression artérielle systolique humérale. Si IPS > 1,3 alors il existe une médiacalcose (calcification des artères), fréquente lors d'une insuffisance rénale chronique dialysée ou un diabète, qui rend ininterprétable l'IPS. Si 0,9 < IPS < 1,3 alors c'est un ulcère veineux pur. Si 0,7 < IPS < 0,9 alors c'est un ulcère mixte à prédominance veineuse (c'est-à-dire avec une petite participation artérielle). Si IPS < 0,7 alors c'est un ulcère artériel.

■ **Question 5** (10 points)

Exacte : B.

Commentaires un IPS entre 0,9 et 1,3 est en faveur d'un ulcère d'étiologie veineuse, l'écho-Doppler artériel n'est donc pas justifié. **Devant tout ulcère des membres inférieurs, quelle que soit la clinique, l'écho-Doppler veineux est systématique**. Si les IPS sont pathologiques et/ou s'il existe des signes en faveur d'une AOMI, alors l'écho-Doppler artériel doit être prescrit. L'examen bactériologique d'un écouvillonnage de l'ulcère ne doit pas être systématique : il retrouve toujours des bactéries car l'ulcère est colonisé (mais pas infecté). La biopsie cutanée ne sera demandée qu'en cas de suspicion de transformation en carcinome épidermoïde.

- **Question 6** (10 points)

Exactes : A-E.

Commentaires les soins locaux doivent toujours comprendre : un **nettoyage au sérum physiologique, jamais avec un antiseptique** ; **une détersion** de la fibrine au bistouri ou à la curette ; la mise en place d'un pansement adapté au stade de cicatrisation de l'ulcère puis **une compression veineuse (bandes)**. Les bandes de compression ne sont pas contre-indiquées en cas d'ulcère mixte (il faut cependant adapter le niveau de compression), elles le seront si l'IPS est inférieur à 0,6. L'antibiothérapie générale n'est indiquée qu'en cas d'érysipèle. Un ulcère est souvent sale et/ou malodorant, ceci n'est pas synonyme d'infection, il faudra simplement insister sur les soins locaux.

- **Question 7** (14 points)

Exactes : B-C.

Commentaires tout patient présentant une plaie chronique doit avoir sa **vaccination antitétanique** à jour. L'exercice physique (marche) est recommandé. On ne prescrit pas une anticoagulation pour traiter un ulcère veineux !

- **Question 8** (10 points)

Exactes : A-D.

Commentaires la biopsie recherche une dégénérescence en carcinome épidermoïde.

- **Question 9** (6 points)

Exactes : B-C-D.

Commentaires à noter que la cicatrisation de l'ulcère n'est pas obligatoire ! En cas d'artériopathie associée, il est préférable de garder le capital veineux intact, car les veines peuvent servir pour un éventuel pontage dans quelques années.

- **Question 10** (10 points)

Exacte : A.

Commentaires les ulcères de jambes sont toujours colonisés, un prélèvement bactériologique mettra toujours en évidence des bactéries (staphylocoques, BGN...). Il ne faut pas les traiter, sauf en cas d'érysipèle. En cas d'écoulement sale, sans fièvre ni érysipèle, des soins locaux suffisent (nettoyage au sérum physiologique et détersion de la fibrine).

ITEMS

N° 226 Ulcère de jambe

RECOMMANDATIONS

Prise en charge de l'ulcère de jambe à prédominance veineuse hors pansement, Recommandations HAS 2006.

ANTÉRIORITÉ

Concours internat Nord 1997 : QCM.

Concours internat Sud 1998, 2000 : QCM.

Dossier 15

Allons cueillir des champignons !

Énoncé

M. T, 52 ans se présente pour une lésion prurigineuse de l'avant-bras gauche, évoluant depuis 1 semaine. Ce patient exerce la profession de boucher. Il est marié et a 3 enfants. Il ne prend aucun traitement. Il a 2 chats à la maison.

Voir photo dossier 15, p. IV

1 QRU **Décrire la lésion.**

a. Lésion annulaire à bordure squameuse.
b. Vésicules sur érythème à bordures émiettées, avec aspect suintant.
c. Vésicules et croûtes méliceriques.
d. Croûtes secondaires à des bulles reposant sur peau saine.
e. Pustules avec desquamation secondaire.

2 QRU **Quel est le diagnostic ?**

a. Eczéma de contact.
b. Dermatophytie de la peau glabre.
c. Zona.
d. Impétigo.
e. Psoriasis.

3 QRM **Quels éléments cliniques vous ont fait évoquer ce diagnostic ?**

a. Bordure papuleuse.
b. Bordure vésiculo-squameuse.
c. Caractère fixe.
d. Évolution centrifuge.
e. Probablement transmis par ses chats.

4 QRM **Quels peuvent être les diagnostics différentiels ?**

a. Eczéma nummulaire.
b. Érythrasma.
c. Psoriasis.
d. Impétigo.
e. Lupus subaigu.

5 **Quel examen est indispensable à ce stade ?**

....

....

6 QRM **Concernant le prélèvement mycologique, quelles affirmations sont justes ?**

a. Les dermatophytes sont visibles après 48 h de culture.
b. Les dermatophytes sont visibles après 3-4 semaines de culture.
c. L'antifongigramme est obligatoire car les résistances sont fréquentes.
d. Si on effectuait une biopsie cutanée, on pourrait voir des filaments mycéliens avec des colorations spéciales.
e. La culture mycologique se fait toujours à partir d'une biopsie cutanée.

7 QRU **Quel est le traitement ?**

a. Abstention thérapeutique.
b. Antifongique local pendant 3 jours.
c. Antifongique local pendant 3 semaines.
d. Antifongique par voie générale pendant 3 semaines.
e. Antifongique par voie générale et locale associés, pendant 3 semaines.

8 QRM **Sa femme présente un intertrigo du pli inguinal gauche. Quelles affirmations sont justes ?**

a. Un intertrigo est obligatoirement d'origine infectieuse.
b. Un intertrigo est obligatoirement d'origine fongique.
c. Le caractère mal limité, rouge vif suintant est plutôt en faveur d'une origine candidosique.
d. Une fluorescence brun chamois en lumière de Wood est évocatrice d'un érythrasma.
e. Son mari lui a très probablement transmis.

9 QRM **L'examen clinique de sa femme est en faveur d'un intertrigo d'origine candidosique. Quelles affirmations sont justes ?**

a. Le prélèvement mycologique est recommandé.
b. L'évolution centrifuge est très évocatrice.
c. La bordure émiettée est très évocatrice.
d. Le traitement sera : antifongique local pendant 7 jours.
e. Le traitement sera : antifongique local pendant 3 semaines.

10 QRM **Concernant les infections cutanées à Candida, dans quel(s) cas le prélèvement mycologique est-il recommandé ?**

a. Patient immunodéprimé.
b. Doute diagnostique.
c. Candidose génitale.
d. Résistance au traitement bien conduit.
e. Récidives fréquentes.

- **Question 1**

Exacte : A.

- **Question 2**

Exacte : B.

Commentaires un zona aurait été douloureux, avec une éruption suivant un trajet métamérique. Un impétigo aurait été croûteux, jaunâtre, peu prurigineux.

- **Question 3** (14 points)

Exactes : B-D-E.

Commentaires les infections à dermatophytes de la peau glabre (ancien « herpès circiné » qui est un terme à ne plus utiliser) se manifestent par un placard érythémateux à **bordure vésiculo-squameuse**, à contours **polycycliques**, d'évolution **centrifuge** et avec **guérison centrale**. Ces lésions sont assez **prurigineuses**. Ces infections concernent des dermatophytes d'origine animale, il n'y a pas de transmission interhumaine.

- **Question 4** (13 points)

Exactes : A-C-E.

Commentaires devant une lésion annulaire, il faut évoquer une dermatophytie, un lupus subaigu et un érythème chronique migrant (phase primaire de la maladie de Lyme). Devant une lésion squameuse très bien limitée, en dehors d'une infection à dermatophyte, il faudra évoquer un eczéma nummulaire et un psoriasis. Si elles sont multiples, on peut ajouter le diagnostic de pytiriasis rosé de Gibert (qui n'est cependant pas à connaître pour l'ECN). Un érythrasma est un intertrigo bactérien (corynebactérium) donc par définition dans un pli.

- **Question 5** (17 points)

Exactes : (prélèvement) mycologique.

Commentaires **le prélèvement mycologique est systématique devant une infection à dermatophyte** (teigne, peau glabre, onychomycose...). La seule exception à la règle est l'intertrigo inter-orteils, où un traitement peut être prescrit sans prélèvement préalable.

- **Question 6** (11 points)

Exactes : B-D.

Commentaires le prélèvement mycologique est réalisé en grattant une lésion cutanée avec une curette ou un bistouri, pour ensuite effectuer un examen direct puis une culture sur milieu de Sabouraud. Les dermatophytes poussent en 3-4 semaines (*Candida* en 48 h seulement). Les dermatophytes peuvent être visibles à l'histologie sur des colorations spéciales, bien que la biopsie ne soit pas nécessaire.

- **Question 7**

Exacte : C.

Commentaires le traitement des infections à dermatophytes repose sur un antifongique local pendant 3 semaines. Il est exceptionnel d'avoir recours à un traitement par voie systémique.

- **Question 8** (10 points)

Exactes : C-D.

Commentaires un intertrigo est un érythème d'un pli, qui n'est pas obligatoirement d'origine infectieuse. Devant un intertrigo du pli inguinal, il faut évoquer une origine candidosique (mal limité, rouge vif, parfois fissuraire avec la présence de petites pustules), une origine dermatophytique (bien limité, d'évolution centrifuge, avec guérison centrale) et un érythrasma (coloration brun chamois à la lampe de Wood) et rarement un psoriasis inversé des plis.

- **Question 9** (16 points)

Exactes : C-E.

Commentaires devant un **intertrigo d'origine candidosique** du pli inguinal, il n'est pas nécessaire de demander un prélèvement mycologique. Le traitement comprendra la **suppression des facteurs favorisants** (bien sécher, éviter la macération...) et un **traitement par antifongique local pendant 3 semaines.** Il faudra rechercher un diabète uniquement en cas de récidives fréquentes : un épisode unique est très banal.

- **Question 10** (19 points)

Exactes : B-D-E.

ITEMS

N° 152 Infections cutanéo-muqueuses et des phanères, bactériennes et mycosiques de l'adulte et de l'enfant

RECOMMANDATIONS

Infections cutanéo-muqueuses mycosiques, Collège des enseignants en dermatologie de France.

ANTÉRIORITÉS

Concours internat Nord 1995, 1996, 1997, 1998, 1999, 2002, 2003 : QCM.
Concours internat Sud 1996, 1997, 1998, 1999, 2000, 2001, 2002, 2003 : QCM.
Concours internat Sud 2003 : cas clinique.

Dossier 16 *Petite fille mais gros prurit*

Énoncé

M. et Mme J amènent leur petite fille de 6 mois pour un prurit évoluant depuis 1 semaine environ. Elle est née à terme. Ses vaccinations sont à jour. Elle a un frère de 6 ans en bonne santé. Elle a eu 1 bronchiolite l'année dernière, sans gravité. Son père est asthmatique depuis l'adolescence.

☛ *Voir photo dossier 16, p. III*

1 QRU **Décrire les lésions.**

a. Vésicules et croûtes mélicériques péri-orificielles.
b. Placards érythémato-vésiculeux suintants.
c. Vésicules ombiliquées péri-orificielles.
d. Plaques érythémato-squameuses bien limitées.
e. Squames grasses reposant sur un érythème mal limité.

2 QRU **Quel est le diagnostic ?**

a. Eczéma de contact.
b. Dermatite atopique.
c. Dermatite séborrhéique.
d. Psoriasis en plaques.
e. Impétigo.

3 QRM **Quels sont les arguments en faveur du diagnostic de dermatite atopique ?**

a. La topographie est très évocatrice.
b. La lésion élémentaire de l'eczéma de contact n'est pas une vésicule : il ne peut donc pas être évoqué ici.
c. L'âge ne convient pas pour un eczéma de contact.
d. La présence d'un asthme chez le père témoigne d'un terrain atopique familial.
e. Une lichénification est très probablement présente.

4 QRU **Le diagnostic retenu est une dermatite atopique. Quel examen complémentaire prescrivez-vous ici ?**

a. Aucun.
b. Biopsie cutanée pour examen anatomo-pathologique.
c. Prick-tests avec allergènes alimentaires.
d. Prick-tests avec pneumallergènes.
e. Pacth-tests.

5 **Le SCORAD est un score permettant d'évaluer la gravité de la dermatite atopique chez l'enfant. Il prend en compte la qualité du sommeil. Quel est le 2e paramètre qu'il prend en compte ?**

....

6 QRM **Quel est le traitement de la poussée, sachant que le prurit est insomniant ?**

a. Émollient.
b. Dermocorticoïdes d'activité forte 2 fois par jour.
c. Corticothérapie générale faible dose.
d. Dermocorticoïdes d'activité modérée.
e. Antihistaminiques sédatifs.

7 QRU **Quel est le traitement de fond, une fois que la poussée a régressé ?**

a. Aucun.
b. Dermocorticoïdes d'activité forte.
c. Dermocorticoïdes d'activité modérée.
d. Émollient.
e. Antihistaminiques.

8 QRM **Concernant les dermocorticoïdes dans la dermatite atopique, quelles affirmations sont justes ?**

a. Ils sont contre-indiqués quand la dermatite atopique est très suintante.
b. Il existe un risque de retard staturo-pondéral important lorsqu'on les utilise pour une dermatite atopique peu sévère.
c. La résistance aux dermocorticoïdes est très fréquente lors d'une dermatite atopique.
d. Une seule application par jour suffit.
e. Il existe un risque d'infection locale lors de leur utilisation, même à dose modérée.

9 QRM **Sa mère vous pose plusieurs questions sur la dermatite atopique. Quelles affirmations sont justes ?**

a. Il y a environ 90 % de chances que la maladie guérisse dans l'enfance ou l'adolescence.
b. Son enfant n'a pas plus de risque d'avoir de l'asthme que la population générale.
c. Les vaccins vivants atténués sont strictement contre-indiqués.
d. L'état psychologique de l'enfant peut avoir une petite influence sur la dermatite atopique.
e. En cas de poussée, l'éviction scolaire est recommandée.

10 **En cas de résistance aux dermocorticoïdes, citez un traitement pouvant être utilisé en 2e intention.**

....

- **Question 1** (5 points)
  Exacte : B.

- **Question 2** (5 points)
  Exacte : B.

  Commentaires devant des vésicules, seuls l'impétigo, la dermatite atopique et l'eczéma de contact peuvent être évoqués. Devant le terrain, et la topographie, le diagnostic est une dermatite atopique.

- **Question 3** (10 points)
  Exactes : A-D.

  Commentaires la dermatite atopique se présente comme des **placards érythémato-vésiculeux**, suintants, **prurigineux**, à **limites émiettées**, comme lors de l'eczéma de contact. Contrairement à ce dernier, il existe un **terrain génétique particulier**, l'atopie, où l'individu à une prédisposition familiale à la sécrétion d'IgE en réponse à l'exposition de certains allergènes. L'atopie comprend la dermatite atopique, l'asthme allergique et la rhino-conjonctivite ; pas l'urticaire. Cependant, la dermatite atopique n'est pas due à un facteur contact +++. **La topographie est très particulière : zones convexes du visage chez le nourrisson** (joues, front, menton), puis **plis de flexion** chez l'enfant et l'adolescent. La lichénification, due au grattage répété, s'observe à un âge plus avancé.

- **Question 4** (10 points)
  Exactes : A.

  Commentaires **aucun examen complémentaire n'est indiqué devant une dermatite atopique non compliquée**. La biopsie cutanée n'a aucun intérêt : le diagnostic est clinique. **Les examens allergologiques ne sont indiqués que dans des rares situations : cassure de la courbe staturo-pondérale, résistance à un traitement bien conduit, signes évocateurs d'allergie** alimentaire (diarrhées)/respiratoire/de contact.

- **Question 5** (10 points)
  Exactes : prurit (intensité).

- **Question 6** (20 points)
  Exactes : A-D-E.

  Commentaires le traitement de la poussée doit comporter des **dermocorticoïdes d'activité modérée chez le nourrisson**, 1 fois/jour jusqu'à disparition des lésions, avec une **décroissance progressive** pour éviter le rebond à l'arrêt. **Un émollient** doit être utilisé pendant la poussée et pendant les phases de rémission. L'émollient n'est pas une simple crème hydratante, il a un vrai rôle pour éviter la récidive de la dermatose en luttant contre la xérose (sécheresse cutanée), cette dernière favorisant les poussées. Les antihistaminiques n'ont aucun rôle dans le traitement de la dermatite atopique mais permettent à l'enfant de dormir en cas de prurit insomniant.

- **Question 7** (12 points)
  Exacte : D..
  Inadmissible : A-B-C.

  Commentaires l'émollient est indispensable. Il permet de lutter contre la xérose (sécheresse cutanée), cette dernière favorisant les poussées de dermatite atopique. **On ne prescrit jamais des dermocorticoïdes au long cours**.

- **Question 8** (13 points)
  Exactes : D-E.

  Commentaires la DA est souvent suintante (rupture des vésicules), et le grattage entraîne fréquemment une impétiginisation. Si tel est le cas, il faudra prescrire une antibiothérapie. Les dermocorticoïdes s'appliquent toujours 1 fois/jour, augmenter la fréquence d'application entraînerait plus d'effets indésirables et pas davantage de bénéfices.

- **Question 9** (10 points)
  Exactes : A-D.

  Commentaires la plupart des enfants atteints de dermatite atopique guérissent au début de l'adolescence. **Aucun aliment n'est à proscrire**, il faut dédramatiser la situation en expliquant aux parents que leur enfant doit vivre « normalement ». **Aucun vaccin n'est contre-indiqué**.

- **Question 10** (5 points)
  Exactes : tacrolimus en crème (Protopic®).

  Commentaires excellent traitement de la dermatite atopique, il n'est réservé qu'aux formes résistantes aux dermocorticoïdes (en ayant bien vérifié préalablement que l'observance des dermocorticoïdes était bien respectée !). Pour la dermatite atopique, il s'administre par voie locale, pas par voie générale.

ITEMS

N° 183 Hypersensibilités et allergies cutanéomuqueuses chez l'enfant et l'adulte. Urticaire, dermatites atopique et de contact.

RECOMMANDATIONS

Conférence de consensus : prise en charge de la dermatite atopique de l'enfant, 2005.

ANTÉRIORITÉS

Concours internat Nord 1996 : QCM.
Concours internat Sud 1995, 1997, 2000, 2001 : QCM.
Concours internat Sud 1995, 2000 : cas clinique.

Dossier 17 — Un bouton qui fait mal

Énoncé

M. U, 49 ans, se présente en consultation pour une lésion douloureuse de l'épigastre droit, apparue 3 jours auparavant. Il est ouvrier dans la métallurgie, marié, père de 2 fils en bonne santé. Il a dans ses antécédents un tabagisme à 20 PA, encore actif à 18 cigarettes/j. Il pèse 107 kg pour 1m74. À la palpation, la lésion n'est ni dure ni rénitente. La douleur est constante, non pulsatile. Il n'a pas de fièvre.

Voir photo dossier 17, p. VII

1 QRU — Décrire la lésion.

a. Nodule inflammatoire avec petite pustule au sommet.
b. Vésicule avec croûte mélicérique.
c. Nodule sous cutané collecté.
d. Pustule isolée.
e. Papule infiltrée violacée.

2 QRU — Quel diagnostic évoquez-vous ?

a. Abcès.
b. Érysipèle.
c. Impétigo.
d. Furoncle.
e. Folliculite aiguë.

3 — Le diagnostic de furoncle est retenu. Quel germe est habituellement responsable de ce tableau clinique ?

....

....

4 QRU — A quoi correspond un furoncle histologiquement ?

a. Nécrose cutanée.
b. Folliculite profonde nécrosante.
c. Inflammation des glandes sébacées.
d. Inflammation des glandes sudorales.
e. Folliculite aiguë.

5 QRU **Quel examen complémentaire prescrivez-vous ?**

a. Aucun.
b. Écouvillonnage de l'écoulement trouble pour examen bactériologique.
c. Biopsie cutanée pour examen anatomo-pathologique.
d. Prélèvement bactériologique des gîtes microbiens du patient.
e. Prélèvement bactériologique des gîtes microbiens de sa femme et de ses enfants.

6 QRM **Quel est le traitement dans le cas présent ?**

a. Drainage chirurgical.
b. Nettoyage à l'eau et au savon.
c. Antiseptiques.
d. Antibiotique local de type acide fusidique (Fucidine®) pendant 10 jours.
e. Antibiotique par voie générale : Pénicilline M pendant 10 jours.

7 QRU **Quelle maladie aurait-il fallu évoquer en cas de récidive de lésions semblables mais touchant les plis axillaires, inguinaux et anopérinéaux et laissant des cicatrices ?**

a. Anthrax.
b. Abcès.
c. Maladie de Verneuil (hydradénite suppurative chronique).
d. Érythème noueux.
e. Acné exogène.

8 QRU **M. U revient en urgence 1 mois après pour altération de l'état général, fièvre à 39,5 °C et œdème du visage. Sa femme explique qu'il a eu récemment le même type de lésion que la dernière fois sur l'aile droite du nez. Il n'a pas souhaité consulter et a appliqué un antiseptique local dessus. Cliniquement, il existe un œdème important du visage, très inflammatoire, douloureux. Quel est le diagnostic le plus probable ?**

a. Abcès.
b. Furoncle.
c. Érysipèle du visage.
d. Staphylococcie maligne de la face.
e. Zona impétiginisé.

9 QRM **Quelle est la prise en charge ?**

a. Antibiothérapie par voie générale de type Pénicilline M.
b. Antibiothérapie locale de type acide fusidique.
c. Anticoagulation.
d. Drainage au bloc opératoire.
e. Excision des tissus nécrosés.

10 QRM **Quels facteurs ont pu favoriser cette complication ?**

a. Surcharge pondérale avec possible diabète de type II.
b. Infection VIH.
c. Manipulation de la lésion.
d. Localisation de la lésion.
e. Retard à l'antibiothérapie par voie générale.

Question 1 (7 points)
Exacte : A.

Commentaires le furoncle est plus superficiel, plus petit que l'abcès.

Question 2 (10 points)
Exacte : D.

Commentaires le furoncle est une folliculite aiguë profonde nécrosante, se présentant comme un **nodule** inflammatoire, **douloureux** avec une pustulette à son sommet par laquelle s'écoule un **liquide trouble**. Il n'y a **pas de fièvre**. En cas de lésion semblable mais de plus grande taille, avec une douleur pulsatile, un aspect rénitent à la palpation, accompagnée d'une fièvre, alors il s'agit d'un abcès. La furonculose est une récidive fréquente de furoncles.

Question 3 (10 points)
Exacte : staphylocoque (doré).

Question 4 (8 points)
Exacte : B.

Commentaires à noter que la biopsie n'est jamais réalisée ! Le but de cette question est uniquement de comprendre à quoi correspond un furoncle.

Question 5 (12 points)
Exactes : A.

Commentaires **aucun examen complémentaire ne doit être prescrit devant un furoncle**. En cas de furonculose, il faudra rechercher un staphylocoque doré dans les gîtes microbiens (narines essentiellement, ainsi que périnée, aisselles, ombilic).

Question 6 (13 points)
Exactes : B-C.

Commentaires **l'antibiothérapie n'est pas recommandée pour le traitement d'un furoncle**. Les règles d'hygiène sont très importantes : lavage des mains régulier, ne pas manipuler la lésion. Il faut nettoyer quotidiennement le furoncle et appliquer un antiseptique pendant quelques jours. En cas de furoncle médio-facial chez un diabétique, une antibiothérapie générale peut être prescrite pour éviter une évolution vers une staphylococcie maligne de la face (exceptionnelle cependant). En cas de furonculose, on prescrira une antibiothérapie locale par cures de 5 à 7 jours tous les mois sur les gîtes microbiens.

Question 7 (8 points)
Exacte : C.

Commentaires la maladie de Verneuil (hors programme) est une pathologie des glandes sudorales, se manifestant par un syndrome suppuratif chronique des plis.

- **Question 8** (12 points)
  Exacte : D.

  Commentaires la staphylococcie maligne de la face est une complication exceptionnelle du furoncle, notamment chez le patient diabétique présentant un furoncle médio-facial (aile du nez) et l'ayant manipulé. C'est une urgence thérapeutique, le risque est l'évolution vers une thrombophlébite septique du sinus caverneux.

- **Question 9** (12 points)
  Exactes : A-C.

  Commentaires le drainage chirurgical ne s'envisage que pour un abcès collecté. Il n'y a aucun geste chirurgical à effectuer devant une staphylococcique maligne de la face. La durée de l'anticoagulation n'est pas consensuelle et n'est donc pas à connaître. Elle permet d'éviter l'évolution vers une thrombo-phlébite septique pouvant atteindre le sinus caverneux.

- **Question 10** (8 points)
  Exactes : A-C-D.

ITEMS

N° 152 Infections cutanéo-muqueuses et des phanères, bactériennes et mycosiques de l'adulte et de l'enfant.

ANTÉRIORITÉS

Concours internat Sud 2000, 2001 : QCM.
Concours internat Nord 2002 : QCM.

RECOMMANDATIONS

Infections cutanées bactériennes, Collège des enseignants en dermatologie de France.

Dossier 18 — Les jambes lourdes

Énoncé

Mlle T, 26 ans, se présente pour une éruption apparue il y a quelques jours sur les jambes. Cette patiente a comme principal antécédent une schizophrénie paranoïde, traitée par un neuroleptique depuis 4 ans. Elle est célibataire et vit chez ses parents. Elle est secrétaire à mi-temps. Elle n'a pas d'animaux à la maison. À la palpation, les lésions cutanées paraissent être profondes et sont douloureuses.

Voir photo dossier 18, p. XV

1 QRU — Décrivez les lésions.

a. Papules œdémateuses, érythémateuses, bien limitée.
b. Placards érythémato-squameux.
c. Purpura infiltré, déclive, nécrotique.
d. Nodules sous-cutanés, infiltrés, inflammatoires, passant par les couleurs des stades de la biligénie locale.
e. Exanthème maculo-papuleux avec intervalles de peau saine.

2 QRU — Quel est le diagnostic ?

a. Exanthème morbilliforme.
b. Psoriasis en plaques.
c. Toxidermie.
d. Maladie de Lyme.
e. Érythème noueux.

3 QRM — En l'absence d'orientation clinique, quels examens complémentaires demandez-vous ?

a. Biopsie des glandes salivaires accessoires.
b. Sérologie VIH.
c. Intradermo-réaction à la tuberculine.
d. Coloscopie totale avec iléoscopie et biopsies.
e. Radiographie thoracique.

4 QRM **Concernant une éventuelle biopsie pour examen anatomo-pathologique…**

a. Elle n'a le plus souvent aucun intérêt.
b. L'histologie ne retrouve généralement aucune anomalie.
c. L'histologie ne permet pas de trouver la cause de la dermatose.
d. L'histologie met en évidence une inflammation non spécifique hypodermique
e. L'histologie met en évidence un infiltrat lymphocytaire du derme moyen et superficiel.

5 QRM **Quelles sont les principales causes à évoquer ?**

a. Sarcoïdose.
b. Maladie de Crohn.
c. Infections staphylococciques.
d. Lupus érythémateux disséminé.
e. Primo-infection tuberculeuse.

6 QRM **Quels signes cliniques font partie du syndrome de Löfgren ?**

a. Diarrhées glairo-sanglantes.
b. Fièvre.
c. Adénopathies cervicales.
d. Intradermo-réaction à la tuberculine positive.
e. Arthralgies.

7 QRM **Dans le cadre d'une éventuelle sarcoïdose, comment se présentent des sarcoïdes cutanées ?**

a. Vésicules.
b. Papules fermes.
c. Prurit très important.
d. Topographie péri-narinaire typique.
e. Topographie palmo-plantaire typique.

8 QRU **Quel est le traitement de référence d'une sarcoïdose cutanée sans atteinte viscérale (en dehors du syndrome de Löfgren) ?**

a. Abstention thérapeutique.
b. Anti-inflammatoires non stéroïdiens.
c. Antipaludéens de synthèse (Plaquenil®).
d. Méthotrexate.
e. Anti-TNFα.

9 QRU **En reprenant l'interrogatoire, il apparaît que la patiente a eu un épisode d'uvéite antérieure il y a 4 ans. Elle évoque également des « aphtes » buccaux et génitaux, qu'elle a de façon régulière. Quel diagnostic évoquez-vous finalement ?**

a. Maladie de Buerger.
b. Sclérodermie systémique.
c. Primo-infection tuberculeuse.
d. Sarcoïdose.
e. Maladie de Behçet.

10 **Dans le cadre d'une maladie de Behçet, quel est le principal diagnostic différentiel d'un érythème noueux ?**

....

....

....

■ **Question 1** (7 points)
Exactes : D.

Commentaires l'érythème noueux se manifeste par des **nodules sous-cutanés (nouures)** sur les **faces antérieures de jambes**, typiquement chez la jeune femme. Les prodromes sont de type malaise et fébricule. L'évolution est caractéristique : disparition en 2-3 semaines en passant par les **stades de la biligénie** locale (rouge, bleu, jaune), sans laisser de cicatrice.

■ **Question 2** (10 points)
Exactes : E.

Commentaires l'érythème chronique migrant (phase primaire de la maladie de Lyme) se manifeste par un érythème indolore d'aspect annulaire et d'évolution centrifuge, centrée par la piqûre de tique (qui n'est cependant pas toujours visible). Il est généralement unique n'est pas infiltré.

■ **Question 3** (13 points)
Exactes : C-E.

Commentaires en l'absence d'orientation clinique, il faudra prescrire : **radiographie thoracique de face, IDR à la tuberculine**, NFS-plaquettes, VS, CRP, EPP, ionogramme sanguin, créatinine, **calcémie**/calciurie, phosphorémie, **enzyme de conversion de l'angiotensine**, bilan hépatique complet (ASAT, ALAT, PAL, GGT, bilirubine), **anticorps antistreptococciques** à 15 jours d'intervalle (antistreptodornases, antistreptokinase, antistreptolysine O), bandelette urinaire.

■ **Question 4** (10 points)
Exactes : A-C-D.

Commentaires **la biopsie de l'érythème noueux n'a généralement aucun intérêt,** elle montre une hypodermite avec atteinte des septums, non spécifique, ne permettant pas de juger de l'étiologie. Parfois, une biopsie se discute lorsque le diagnostic d'érythème noueux est douteux (hors programme), il ne faut alors pas utiliser de punch mais faire une biopsie profonde au bistouri.

■ **Question 5** (10 points)
Exactes : A-B-E.

Commentaires les principales causes d'érythème noueux sont : **sarcoïdose (syndrome de Löfgren)**, **infections streptococciques, primo-infection tuberculeuse, yersinioses digestives, maladie de Crohn/rectocolite hémorragique**, **maladie de Behçet,** certains médicaments, lèpre.

■ **Question 6** (12 points)
Exactes : B-E.

Commentaires le syndrome de Löfgren est une forme particulière de sarcoïdose. Il est défini par l'association d'un érythème noueux, typiquement chez une jeune femme, d'une fièvre, d'arthralgies, d'adénopathies médiastinales non compressives (si elles le sont, il faut évoquer un lymphome) et d'une anergie tuberculinique.

- **Question 7** (8 points)
Exactes : B-D.
Commentaires les sarcoïdes sont spécifiques de la sarcoïdose, contrairement à l'érythème noueux. Elles se présentent comme des papules fermes, non œdémateuses, non inflammatoires, localisées typiquement autour des narines ou de la bouche. Elles sont de couleur violacée ou jaunâtre. À la vitropression, l'érythème disparaît et laisse apparaître des petits grains jaunâtres : l'aspect est dit « lupoïde ».

- **Question 8** (12 points)
Exacte : C.
Commentaires le traitement d'un érythème noueux dans le cadre d'un syndrome de Löfgren est symptomatique (importance du repos au lit quelques jours afin de diminuer la douleur provoquée par les nouures) car l'évolution est spontanément favorable. En cas de sarcoïdose cutanée (sarcoïdes), le traitement de référence est le Plaquénil® (antipaludéen de synthèse).

- **Question 9** (10 points)
Exactes : E.
Commentaires la maladie de Behçet est une vascularite se manifestant par des signes cutanéo-muqueux (aphtose bipolaire, pseudo-folliculite, hypersensibilité aux points d'injection...), des uvéites antérieures aiguës, des arthralgies, des signes neurologiques... La maladie de Buerger (à ne pas confondre avec maladie de Berger !) ou thrombo-angéite oblitérante est à évoquer chez un homme fumeur présentant un phénomène de Raynaud sévère (ischémie digitale) et/ou des thromboses veineuses superficielles.

- **Question 10** (8 points)
Exactes : thrombophlébite (superficielle).
Commentaires la thrombose veineuse superficielle se manifeste comme des nodules discrètement inflammatoires sous-cutanés, parfois discrets.

ITEMS

N° 207 Sarcoïdose

RECOMMANDATIONS

Sarcoïdose, Collège des enseignants en dermatologie de France.

ANTÉRIORITÉ (ÉRYTHÈME NOUEUX)

Concours internat Sud 1999 : cas clinique.
Concours internat Nord 2002 : QCM.

Dossier 19 *Numéro spécial « ongles »*

Énoncé

M. T, 48 ans, consulte pour l'ongle de l'hallux droit. Il a un tabagisme à 13 PA sevré il y a 4 ans, une intoxication éthylique (75 cl de vin/jour). Il est informaticien, marié, père de 2 filles en bonne santé. Il ne prend aucun traitement.

À l'examen clinique, il pèse 120 kg pour 1m86 ; la tension artérielle est à 165-85 mmHg avec un pouls 105/mn.

Voir photo dossier 19, p. V

1 QRM Décrire les lésions.

a. Pachyonychie.
b. Onycholyse.
c. Dépressions cupuliformes.
d. Mélanonychie.
e. Leuconychie.

2 QRM Quels sont les diagnostics à évoquer ?

a. Psoriasis unguéal.
b. Carcinome épidermoïde.
c. Traumatisme répété.
d. Onychomycose à *Candida albicans*.
e. Onychomycose à dermatophytes.

3 QRM Dans l'hypothèse d'une onychomycose, quelles affirmations sont justes ?

a. La présence d'un péri-onyxis est évocatrice d'une origine candidosique.
b. Les dermatophytes atteignent plus fréquemment les pieds que les mains.
c. Il est fréquent de retrouver un intertrigo inter-orteil associé lorsqu'un dermatophyte est responsable.
d. Il n'existe aucun signe spécifique d'une onychomycose à dermatophyte.
e. Le prélèvement mycologique est obligatoire.

4 QRM **Dans l'hypothèse d'un psoriasis unguéal, quelles affirmations sont justes ?**

a. Une atteinte cutanée, même discrète, est toujours associée.
b. Il n'existe aucun signe spécifique du psoriasis unguéal.
c. Un psoriasis peut avoir le même aspect clinique qu'une onychomycose.
d. Une biopsie unguéale peut être utile pour différencier un psoriasis d'une onychomycose.
e. Les dépressions en « dé à coudre » ont une grande valeur s'il existe un psoriasis cutané.

5 QRU **Le prélèvement mycologique met en évidence de nombreux dermatophytes. Quel traitement prescrivez-vous, sachant qu'il n'y a pas d'atteinte matricielle ?**

a. Bains antiseptiques.
b. Antifongique local en vernis pendant 3 semaines.
c. Antifongique local en vernis pendant 6 mois.
d. Antifongique par voie générale : terbinafine pendant 3 à 6 mois.
e. Antifongique par voie générale : griséofulvine pendant 3 à 6 mois.

6 QRM **Concernant l'utilisation de terbinafine par voie orale, quelles affirmations sont justes ?**

a. C'est la molécule de référence pour le traitement des teignes.
b. Pour les onychomycoses à dermatophytes, elle ne doit être utilisée qu'en cas d'atteinte matricielle.
c. Elle a une toxicité rénale importante.
d. Elle a une toxicité hépatique importante.
e. Il est possible d'en prescrire chez la femme enceinte.

7 QRM **Le diagnostic retenu est une onychomycose à dermatophyte. Qu'allez-vous conseiller au patient ?**

a. Il est conseillé de rechercher un diabète sous-jacent car il a en plus une surcharge pondérale.
b. Il est conseillé de rechercher une infection à VIH sous-jacente.
c. Il n'y a aucun risque de transmission interhumaine.
d. Il faut porter des chaussures moins serrées.
e. S'il possède un animal à la maison, alors il est probablement responsable de sa transmission.

8 QRM **De quelles autres pathologies peuvent être responsables les dermatophytes ?**

a. Teigne.
b. Muguet.
c. Intertrigo des grands plis.
d. Pneumopathie chez l'immunodéprimé.
e. Sepsis.

9 QRU **Quel signe est évocateur d'une dermatomyosite au niveau des ongles ?**

a. Signe de Hutchinson.
b. Leuconychie.
c. Signe de la manucure.
d. Onycholyse.
e. Mélanonychie.

10 QRU **Quel signe clinique doit faire évoquer un mélanome unguéal ?**

a. Hémorragies « en flammèche » sous-unguéales.
b. Mélanonychies multiples.
c. Mélanonychie unique avec atteinte matricielle.
d. Onycholyse isolée.
e. Pachyonychie isolée.

Question 1 (8 points)
Exactes : A-B-E.

Commentaires la **pachyonychie correspond à l'épaississement de la tablette unguéale**. Une **onycholyse correspond au décollement de la tablette**, généralement disto-latéral, et donnant cet aspect jaunâtre. Une leuconychie est l'aspect blanchâtre visible sur la photographie. Une mélanonychie est une pigmentation longitudinale de la tablette unguéale, devant faire suspecter un mélanome chez le sujet blanc présentant une seule mélanonychie atteignant la matrice unguéale (signe de Hutchinson).

Question 2 (12 points)
Exactes : A-C-E.

Commentaires un carcinome épidermoïde engendre une onycholyse importante, avec généralement une lésion bourgeonnante visible et inquiétante. Une onychomycose à Candida ne peut être envisagée ici car il n'y a pas de péri-onyxis sur la photographie.

Question 3 (10 points)
Exactes : A-B-C-D-E.

Commentaires les dermatophytes touchent beaucoup plus souvent les ongles des orteils, ne donnent pas de péri-onyxis. Les onychomycoses à Candida atteignent plutôt les mains ; le contexte est souvent évocateur : le patient a souvent les mains dans un milieu humide (femme de ménage etc.), il y a un péri-onyxis douloureux à la pression, avec émission d'un liquide verdâtre.

Question 4 (10 points)
Exactes : B-C-D-E.

Commentaires le diagnostic entre un psoriasis unguéal et une infection à dermatophyte est souvent difficile. **Il n'existe aucun signe spécifique**. Les dépressions cupuliformes sont plutôt évocatrices de psoriasis, surtout en cas d'atteinte cutanée associée, mais non spécifiques. La biopsie peut être utile, bien que peu souvent effectuée. Le traitement du psoriasis unguéal est difficile (dermocorticoïdes en occlusion, injection de corticoïdes dans la matrice unguéale...).

Question 5 (15 points)
Exacte : C.

Commentaires les bains antiseptiques ont un intérêt dans les infections à Candida. Ici, **il n'y a pas d'atteinte matricielle, donc un traitement par voie générale n'est pas justifié**. En cas d'atteinte matricielle, on utilise la terbinafine per os pendant 6 à 9 mois, toujours associée à un traitement local antifongique.

Question 6 (12 points)
Exactes : B-D.
Inadmissible : E.

Commentaires **la terbinafine est strictement contre-indiquée pendant la grossesse** (effet tératogène). La surveillance de l'hémogramme est nécessaire pendant le traitement. Le traitement des teignes repose sur la griséofulvine.

- **Question 7** (10 points)

Exacte : A-D.

Commentaires les dermatophytes responsables des onychomycoses sont d'origine humaine, ils sont donc transmissibles. Les principaux facteurs de risque sont la **macération et l'humidité**. On ne recherchera un diabète qu'en cas d'infections répétées à Candida ou bien en cas d'obésité associée.

- **Question 8** (10 points)

Exactes : A-C.

Commentaires les dermatophytes sont kératinophiles, ils sont toujours pathogènes lorsqu'ils sont retrouvés sur la peau (contrairement au *Candida*). Les dermatophytes responsables d'intertrigos sont généralement contagieux, ce qui n'est pas le cas pour les dermatophytes responsables de dermatophytie de la peau glabre, qui sont d'origine animale (contamination accidentelle de l'homme).

- **Question 9** (5 points)

Exacte : C.

Commentaires signe très évocateur, le signe de la manucure est un érythème péri-unguéal douloureux, souvent accompagné de télangiectasies.

- **Question 10** (8 points)

Exacte : C.

Commentaires devant une mélanonychie (pigmentation longitudinale unguéale) unique, le signe de Hutchinson est très suspect : c'est le fait d'observer une pigmentation « débordant » sur la peau, avec atteinte matricielle.

ITEMS

N° 152 Infections cutanéo-muqueuses et des phanères, bactériennes et mycosiques de l'adulte et de l'enfant.

RECOMMANDATIONS

Modalités de diagnostic et de prise en charge des onychomycoses, 2007.

Dossier 20 *Éternel problème juvénile*

Énoncé

Mlle T, 16 ans, consulte pour une dermatose faciale évoluant depuis environ 2 ans. Elle n'a aucun antécédent particulier. Elle ne prend aucun traitement.

☛ *Voir photo dossier 20, p. II*

1 QRM Décrire les lésions.

a. Squames avec érythème mal limité.
b. Papulo-pustules.
c. Comédons.
d. Télangiectasies.
e. Érythème infiltré.

2 QRU Quel est le diagnostic ?

a. Acné rétentionnelle.
b. Dermatite séborrhéique.
c. Dermatite atopique.
d. Acné à prédominance inflammatoire.
e. Rosacée stade 3.

3 QRM Concernant les diagnostics différentiels possibles, quelles affirmations sont justes ?

a. La présence de comédons serait plutôt évocatrice de rosacée.
b. La présence de télangiectasies serait plutôt évocatrice de rosacée.
c. Une syphilis secondaire peut prendre l'aspect d'une acné inflammatoire.
d. La présence de nodules exclut le diagnostic d'acné.
e. Il n'y a aucun diagnostic différentiel possible.

4 QRM Quels signes cliniques doivent vous faire suspecter une cause secondaire ?

a. Prédominance de lésions inflammatoires avec quasi-absence de lésions rétentionnelles.
b. Prédominance de lésions rétentionnelles avec quasi-absence de lésions inflammatoires.
c. Absence d'hyperséborrhée.
d. Topographie inhabituelle.
e. Aménorrhée chez une femme.

5 QRM **Quels conseils donnez-vous à la patiente ?**

a. Éviter les aliments trop sucrés.
b. Nettoyer quotidiennement son visage avec un pain dermatologique sans savon.
c. Appliquer une crème hydratante.
d. Éviter la photo-exposition.
e. Appliquer un antiseptique à très faibles doses après le nettoyage du visage.

6 QRM **Quel est le traitement à prescrire, ici, sachant que la dermatose s'étend également dans le dos ?**

a. Rétinoïde topique (adapalène).
b. Érythromycine topique.
c. Doxycycline per os.
d. Peroxyde de benzoyle.
e. Isotrétinoïne.

7 **Quelle est la durée du traitement d'attaque ?**

....

....

8 **Quel traitement médicamenteux prescrivez-vous en traitement d'entretien ?**

....

....

9 QRM **Concernant l'isotrétinoïne, quelles affirmations sont justes ?**

a. Elle peut parfois être prescrite en première intention.
b. Les β-HCG doivent être demandées tous les 3 mois seulement.
c. La grossesse est possible à partir de 2 ans après l'arrêt du traitement.
d. Une cholestase hépatique est très fréquente sous traitement.
e. L'association avec les cyclines est strictement contre-indiquée.

10 QRM **Quel bilan biologique prescrivez-vous avant l'instauration d'un traitement par isotrétinoïne ?**

a. NFS-plaquettes.
b. Créatinine.
c. ASAT, ALAT.
d. β-HCG.
e. Bilan lipidique.

- **Question 1** (8 points)
Exactes : B-C.

- **Question 2** (6 points)
Exacte : D.

- **Question 3** (10 points)
Exactes : B-C.

Commentaires les lésions sémiologiques possibles de l'acné sont les **lésions rétentionnelles** (comédons et microkystes), les **lésions inflammatoires** (papulo-pustules, nodules), **l'hyperséborrhée** et les **cicatrices** atrophiques ou hypertrophiques. La rosacée papulo-pustuleuse s'observe typiquement chez une femme plus âgée, la topographie est caractéristique (nez, zone malaire) et il n'y a pas de comédons. Les syphilides acnéiformes sont généralement situées sur le menton et/ou la zone mandibulaire.

- **Question 4** (10 points)
Exactes : A-D-E.

Commentaires l'acné secondaire, beaucoup plus rare, doit être suspectée chez un sujet **d'âge plus avancé**, avec une **prédominance de lésions inflammatoires** et une **topographie inhabituelle** (ex : avant-bras chez un mécanicien). Une cause hormonale (syndrome des ovaires polykystiques...) doit être suspectée chez la femme devant la triade **hirsutisme-alopécie-aménorrhée**.

- **Question 5** (14 points)
Exactes : B-C-D.

Commentaires les mesures associées au traitement médicamenteux de l'acné sont indispensables. Il faut un **nettoyage quotidien avec un pain sans savon**, **éviter de manipuler les lésions, pas d'exposition au soleil** (pigmente les cicatrices, aggrave l'hyperséborrhée et la kératinisation excessive). Le maquillage n'est pas contre-indiqué mais la patiente doit utiliser des produits adaptés, non comédogènes. Une **crème hydratante** doit être régulièrement appliquée afin d'améliorer la tolérance aux traitements anti-acnéiques. Les produits antiseptiques doivent être contre-indiqués.

- **Question 6** (12 points)
Exactes : A-C-D.

Commentaires une **acné inflammatoire étendue** sera traitée par **doxycyline** per os, **associée à un traitement local** : soit peroxyde de benzoyle, soit rétinoïde topique, soit les deux, mais jamais d'antibiothérapie locale associée à une antibiothérapie générale. Une acné inflammatoire peu étendue sera traitée par peroxyde de benzoyle seul. L'isotrétinoïne n'est pas indiquée à ce stade.

- **Question 7** (8 points)
Exacte : 3 mois.

Commentaires il est important d'expliquer à la patiente l'importance d'être observant, les résultats sont assez longs à obtenir.

- **Question 8** (10 points)
Exactes : adapalène.

Commentaires c'est une rétinoïde topique, qui a la propriété d'être kératolytique (comme tous les rétinoïdes) mais a également une petite action anti-inflammatoire, donc parfaitement indiquée en traitement d'entretien pour une acné rétentionnelle et/ou inflammatoire...

- **Question 9** (12 points)

Exactes : A-E.

Commentaires l'isotrétinoïne peut être prescrite en 1re intention pour les acnés sévères (nodulaires). **La grossesse est formellement contre-indiquée**, la prescription d'une contraception est obligatoire. **Une grossesse ne pourra être envisagée qu'après 1 mois d'arrêt de traitement** (attention aux confusions : 2 ans pour l'acitrétine lors d'un psoriasis !). La microchirurgie consiste à éliminer les comédons et les microkystes pour éviter, lors de l'instauration du traitement, une poussée inflammatoire. L'association cyclines/isotrétinoïne est formellement contre-indiquée : risque d'hypertension intracrânienne. L'isotrétinoïne peut être responsable de cytolyse hépatique. En cas **d'antécédent psychiatrique, elle est contre-indiquée.**

- **Question 10** (10 points)

Exactes : C-D-E.

Commentaires il faut prescrire : β-HCG, transaminases, cholestérol total et triglycérides.

ITEMS

N° 109 Dermatoses faciales : acné, rosacée, dermatite séborrhéique

RECOMMANDATIONS

Traitement de l'acné par voie locale et générale. Recommandations Afssaps 2007.

ANTÉRIORITÉ

Concours internat Nord 1995 : cas clinique.

Dossier 21 — Fièvre et prurit

Énoncé

M. T, 38 ans, se présente aux urgences pour une altération de l'état général, fièvre et éruption cutanée prurigineuse depuis 2 jours. Ce patient est instituteur en maternelle, marié et a 2 enfants. Ses antécédents sont : une urticaire aiguë suite à la prise d'amoxicilline, une fracture du tibia il y a 7 ans, une appendicectomie dans l'enfance. Il prend occasionnellement des AINS pour des céphalées. À l'examen clinique, vous mettez en évidence un patient épuisé, fébrile à 39 °C. L'éruption est située sur le cuir chevelu, le visage et le torse. Il n'y a pas d'impétiginisation. L'examen neurologique est normal.

☛ *Voir photo dossier 21, p. IX*

1 QRU **Décrire les lésions.**

a. Papules œdémateuses érythémateuses bien limitées.
b. Purpura infiltré et nécrotique.
c. Bulles reposant sur une peau d'allure urticarienne.
d. Érythème et bulles nécrotiques, aspect en « linge mouillé ».
e. Vésicules ombiliquées.

2 QRU **Quel diagnostic évoquez-vous ?**

a. Zona multimétamérique.
b. Primo-infection VIH.
c. DRESS.
d. Varicelle.
e. Nécrolyse épidermique toxique.

3 QRM **Le diagnostic retenu est une varicelle de l'adulte, avec atteinte pulmonaire. Vous hospitalisez le patient en médecine. Quels examens complémentaires prescrivez-vous en dehors de l'imagerie pulmonaire ?**

a. Sérologie VZV à 15 jours d'intervalle.
b. PCR VZV sur sérosité d'une vésicule.
c. Biopsie cutanée pour examen anatomo-pathologique.
d. Biopsie cutanée pour culture virale.
e. Sérologie VIH.

4 QRM **Les examens complémentaires viennent d'être effectués. Quel est votre traitement ?**

a. Traitement symptomatique pour le moment, puis selon les résultats des examens complémentaires.
b. Aciclovir par voie intraveineuse.
c. Valaciclovir par voie orale pendant 7-10 jours.
d. Acide fusidique en crème 2 fois/jour pendant 10 jours.
e. Application d'un antiseptique moussant quotidiennement, sur les lésions cutanées.

5 QRM **À propos des AINS, quels sont leurs effets indésirables possibles ?**

a. Glaucome.
b. Aggravation d'une insuffisance rénale.
c. Réactivation d'une tuberculose latente à fortes doses.
d. Ulcère gastroduodénal.
e. Toxidermie de type exanthème morbilliforme.

6 **Pourquoi, dans le cas présent, l'aspirine ne doit pas être prescrite ?**

....

7 QRM **Quelles sont les autres complications possibles de la varicelle ?**

a. Fasciite nécrosante.
b. Ataxie cérébelleuse.
c. Arthrite réactionnelle.
d. Formes ulcéro-hémorragiques chez l'immunodéprimé.
e. Impétiginisation.

8 QRU **Le patient vous demande qui, dans son entourage, peut se faire vacciner contre la varicelle. Que lui répondez-vous ?**

a. Sa femme de 35 ans, en bonne santé, qui a déjà eu la varicelle.
b. Son fils de 5 ans qui n'a jamais eu la varicelle.
c. Sa fille de 12 ans qui a déjà eu la varicelle.
d. Sa sœur de 54 ans, en bonne santé, qui n'a jamais eu la varicelle.
e. Son frère de 39 ans, en bonne santé, qui n'a jamais eu la varicelle, qu'il a vu 2 jours avant de tomber malade.

9 **Quelle est la durée de la période d'incubation de la varicelle ?**

....

10 QRM **Lors d'une varicelle bénigne, quelles affirmations sont justes ?**

a. L'éruption est « descendante ».
b. Il y a toujours une fièvre très élevée.
c. La lésion élémentaire est une papule œdémateuse.
d. Il n'y a jamais d'atteinte muqueuse.
e. La région palmo-plantaire est respectée.

Question 1 (10 points)
Exacte : E.

Commentaires **le caractère ombiliqué d'une vésicule** (le fait qu'elle soit déprimée en son centre) **est très évocateur du VZV**. Après une incubation de 14 jours, les lésions apparaissent sur le visage/cuir chevelu, puis ont une évolution descendante, accompagnée d'un prurit.

Question 2 (10 points)
Exacte : D.

Commentaires dans ces propositions, seul le zona donne des vésicules ombiliquées. Cependant, dans le cas présent, le patient ne présente aucune douleur, ce qui exclu le zona.

Question 3 (8 points)
Exactes : B-E.

Commentaires **devant une varicelle bénigne chez l'enfant, aucun examen complémentaire ne doit être prescrit. La confirmation diagnostique ne se demande qu'en cas de doute diagnostique, sujet immunodéprimé/forme grave/femme enceinte**. L'examen de référence est la culture virale du VZV à partir d'une vésicule. Cependant, aujourd'hui, la PCR a complètement remplacé cette méthode car elle est beaucoup plus rapide et plus sensible. La sérologie n'a aucun intérêt diagnostique.

Question 4 (12 points)
Exactes : B-E.

Commentaires devant une forme sévère (ici, atteinte pulmonaire), il y a nécessité d'hospitaliser le patient et de lui administrer un traitement antiviral IV : aciclovir. Le valaciclovir est administré per os et n'a donc aucune indication ici. La varicelle n'étant pas impétiginisée, il n'y a aucune indication à prescrire une antibiothérapie. Cependant, il faut prévenir l'impétiginisation. En cas de varicelle bénigne, aucun traitement antiviral ne doit être prescrit.

Question 5 (10 points)
Exactes : B-D-E.

Question 6 (10 points)
Exacte : (risque de syndrome de) Reye.

Commentaires le syndrome de Reye associe une encéphalopathie et une stéatose hépatique. À noter que lors d'une varicelle, les AINS sont également contre-indiqués (risque de fasciite nécrosante).

Question 7 (8 points)
Exactes : A-B-D-E.

Commentaires l'ataxie cérébelleuse, souvent impressionnante, est d'évolution bénigne. La fasciite est une complication rare, mais le prurit engendré par la varicelle peut créer des excoriations, porte d'entrée pour une fasciite nécrosante. Chez l'immunodéprimé, la varicelle est profuse et les vésicules deviennent hémorragiques.

Question 8 (10 points)
Exactes : E.

Commentaires les indications du vaccin contre la varicelle sont :

- adolescents de 12 à 18 ans non immunisés (avant 12 ans, la varicelle est bénigne, il n'est pas justifié de vacciner des jeunes enfants immunocompétents).
- femmes en âge de procréer non immunisées ;
- femmes n'ayant pas d'antécédents cliniques de varicelle, dans les suites d'une première grossesse ;
- adultes immunocompétents n'ayant pas eu la varicelle, dans les 3 jours suivant l'exposition à un patient avec éruption ;
- personne n'ayant pas eu la varicelle et en contact étroit avec des personnes immunodéprimées ;
- enfants candidats receveurs, dans les 6 mois précédent une greffe d'organe solide sans antécédent de varicelle ;
- professionnel de santé ou en contact avec la patiente enfance.

■ **Question 9** (7 points)

Exacte : 14 jours.

■ **Question 10** (15 points)

Exactes : A-E.

Commentaires la fièvre n'est pas toujours présente. L'éruption débute par une macule, rapidement surmontée d'une vésicule en « goutte de rosée ». L'évolution débute généralement sur le cuir chevelu puis a une évolution descendante. L'atteinte muqueuse se manifeste par de petites ulcérations buccales (parfois génitales).

ITEMS

N° 164 Infections à herpès virus du sujet immunocompétent.

RECOMMANDATIONS

Prise en charge des infections à VZV : conférence de consensus (1998).

ANTÉRIORITÉ

Concours internat Nord 1998 : QCM.

Concours internat Sud 1995, 2003 : QCM.

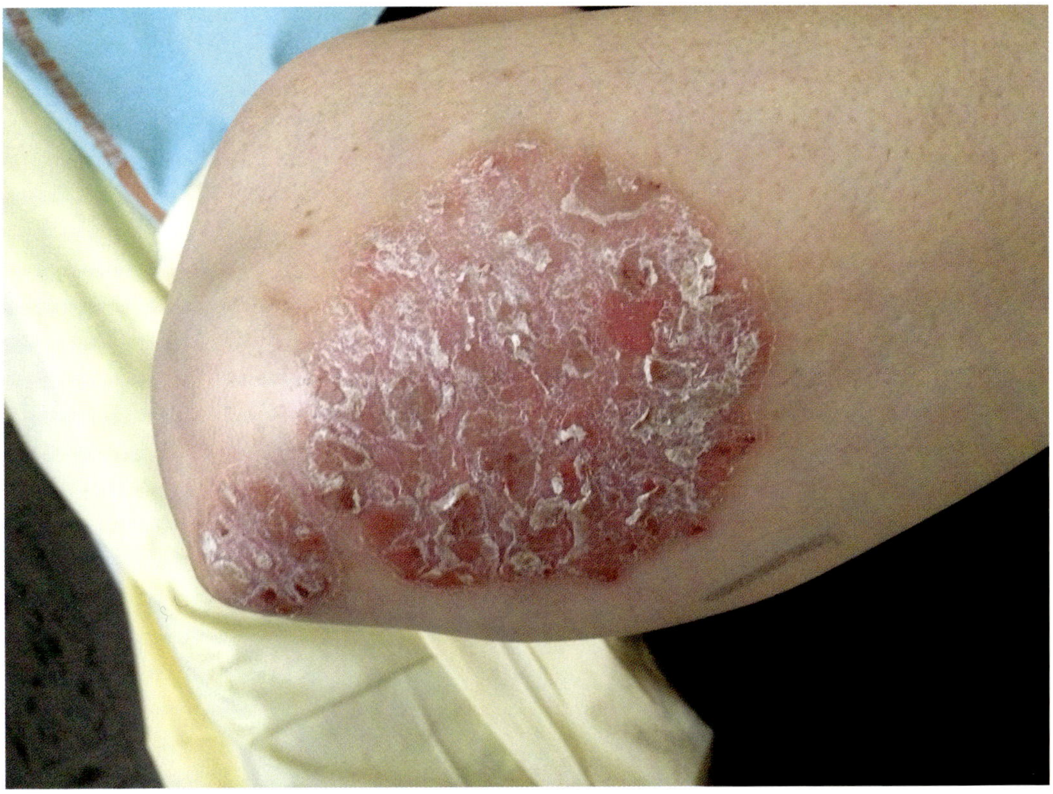

dossier 6

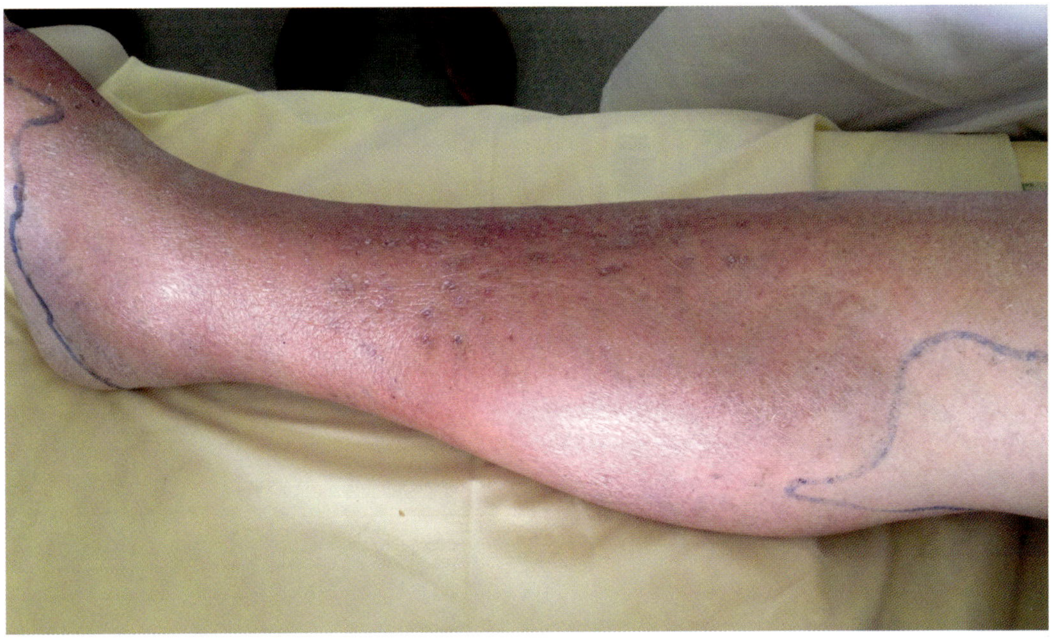

dossier 13

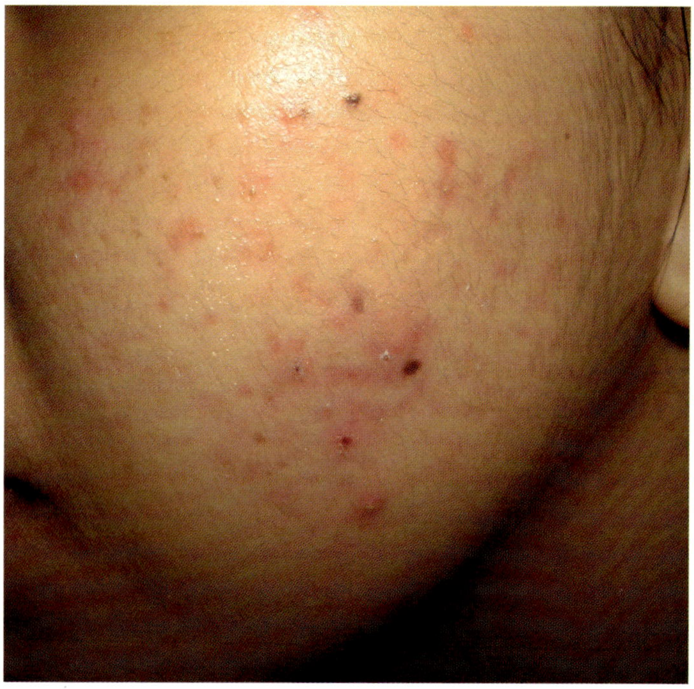
dossier 20

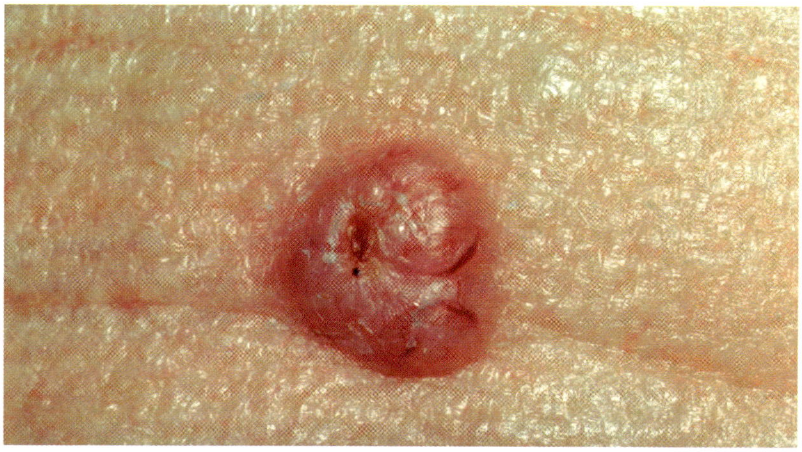
dossier 9

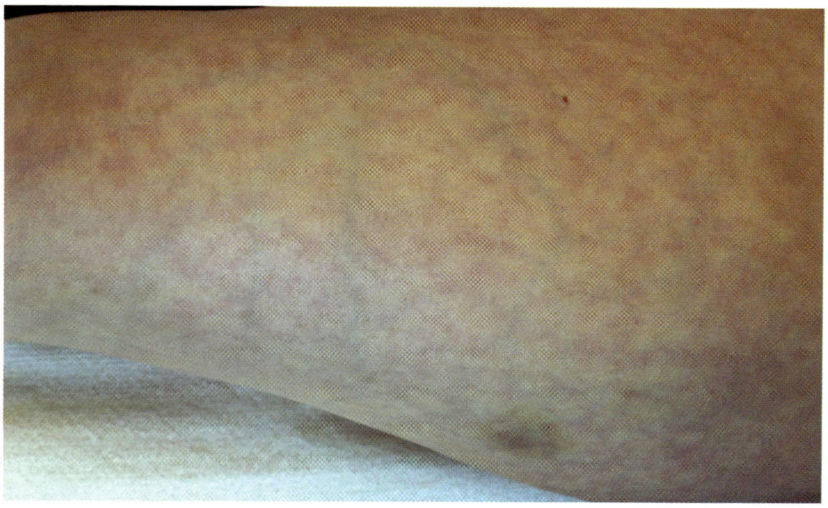
dossier 11

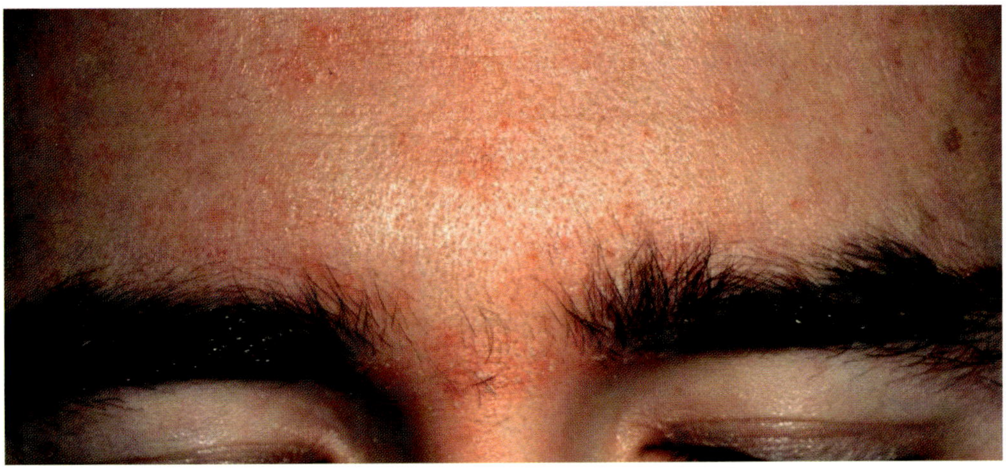
dossier 38

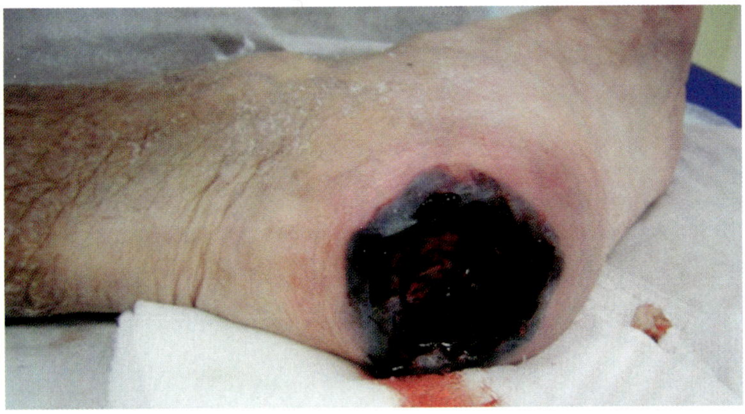
dossier 25

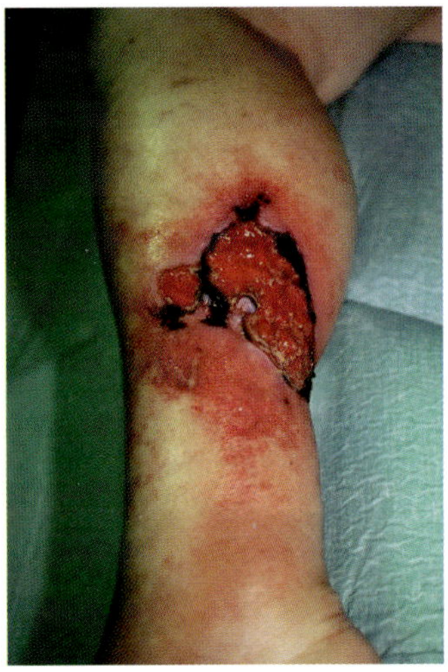
dossier 32

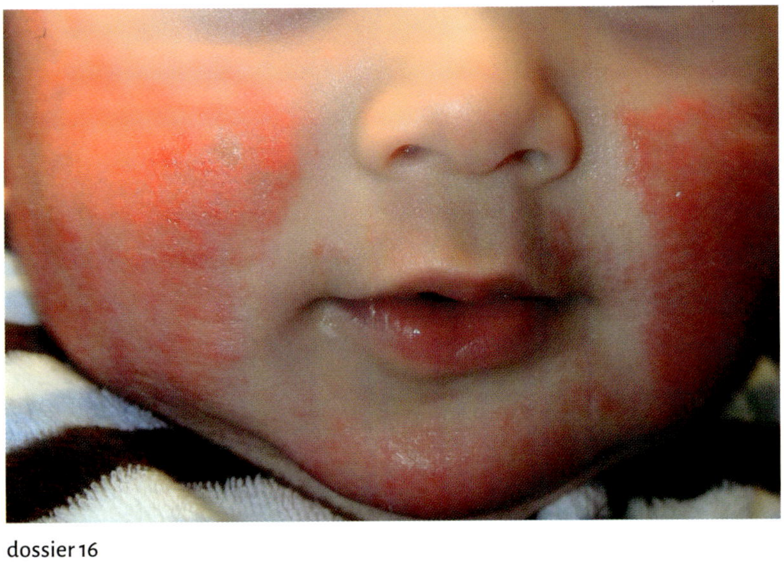
dossier 16

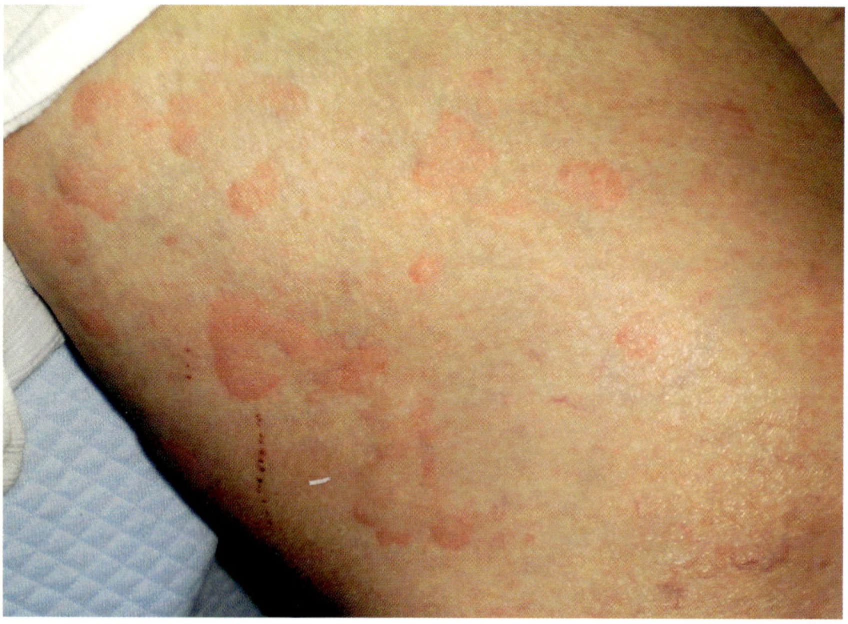

dossier 10

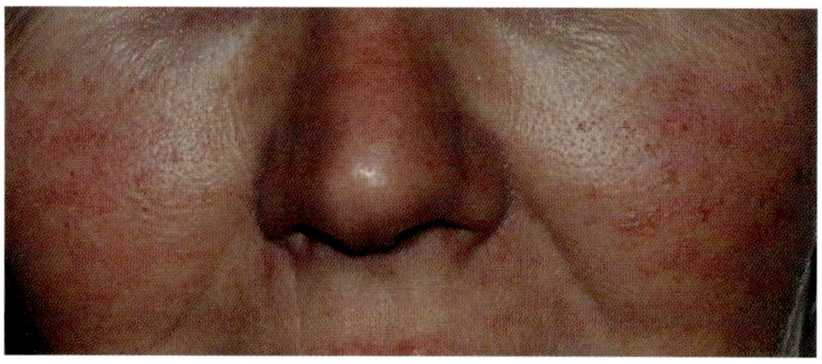

dossier 27

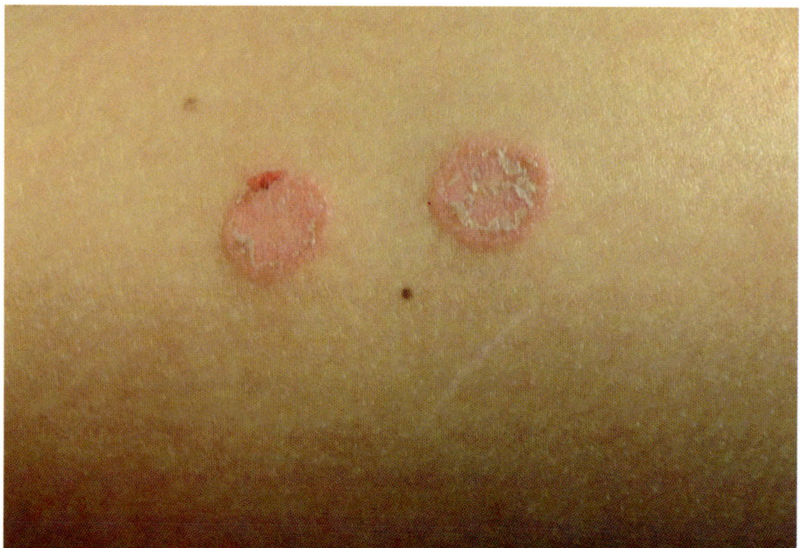

dossier 15

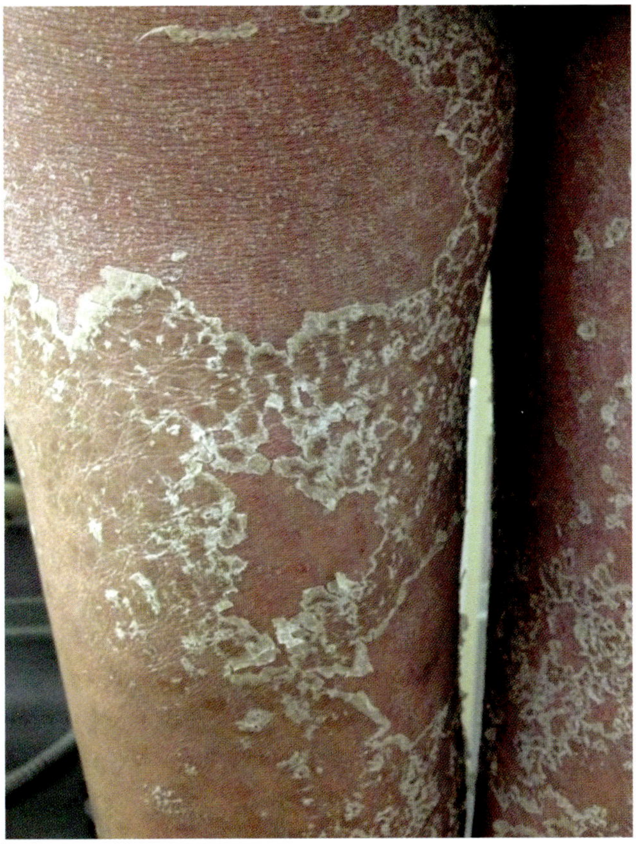

dossier 22

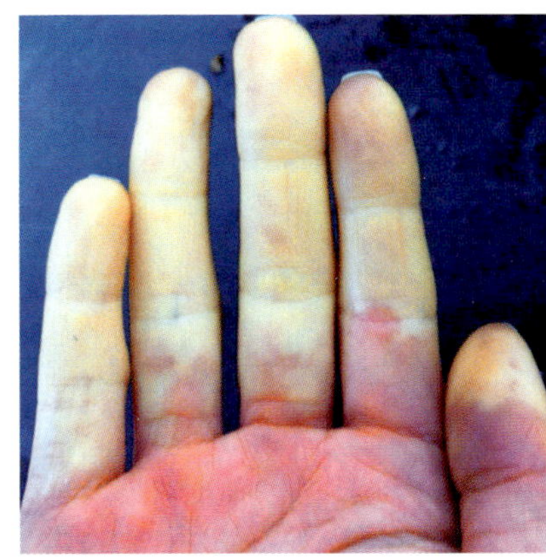

dossier 2

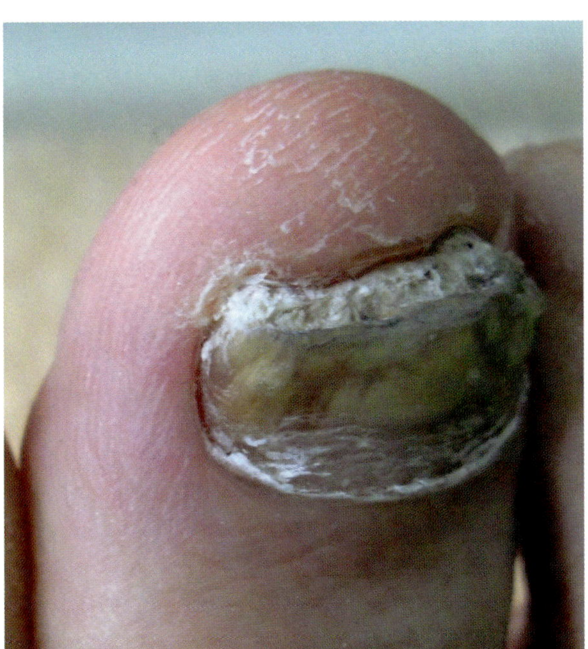

dossier 19

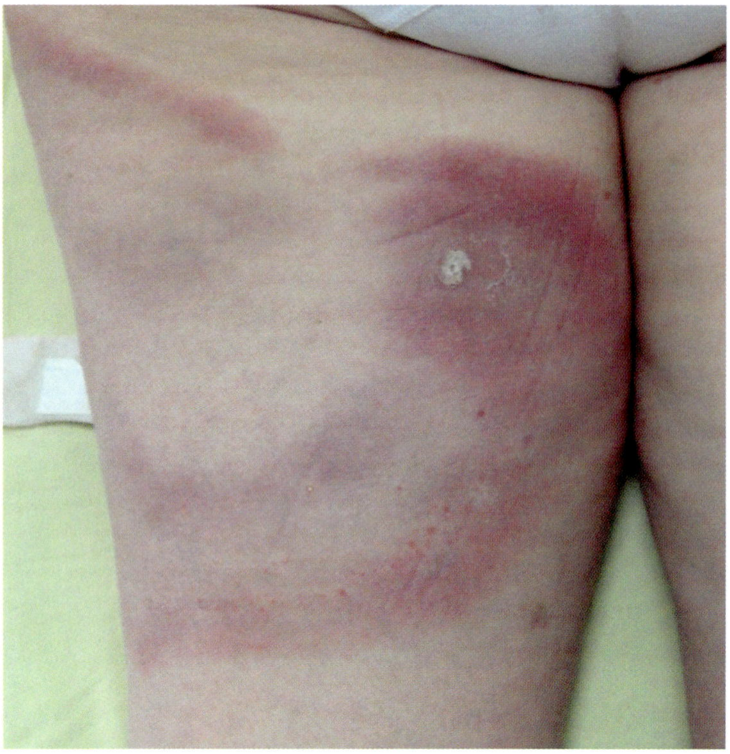

dossier 39

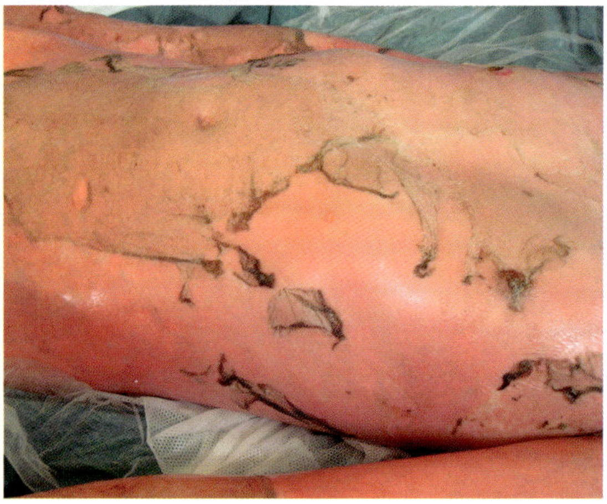

dossier 1

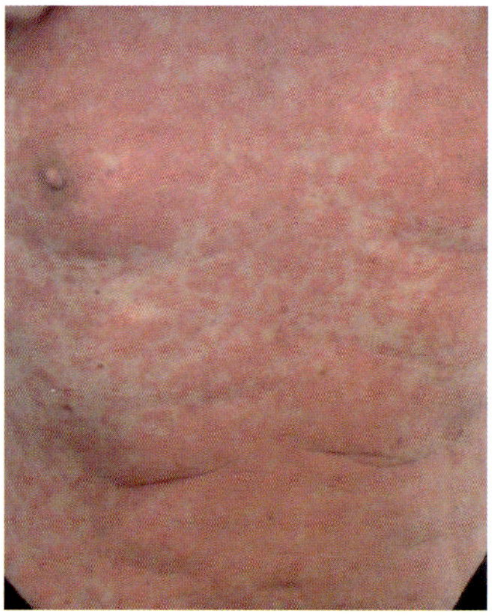

dossier 12

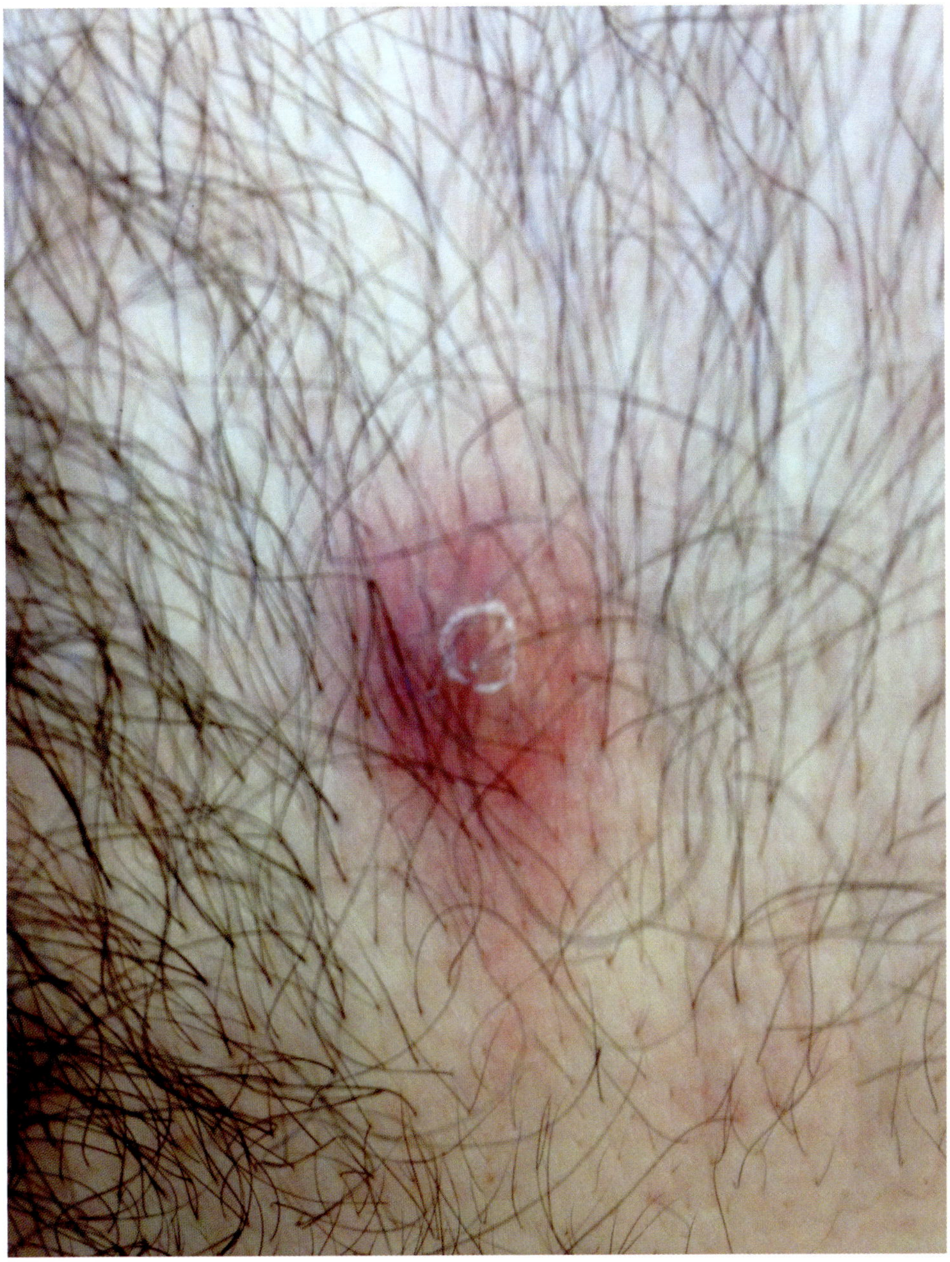
dossier 17

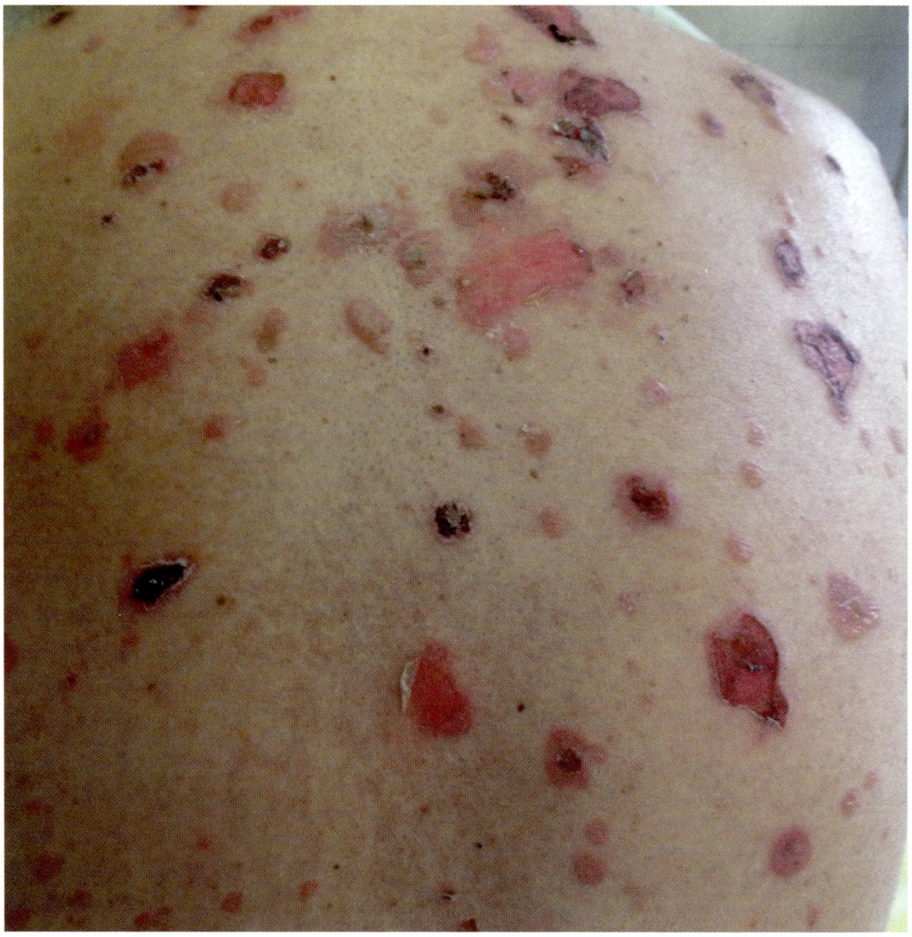

dossier 26

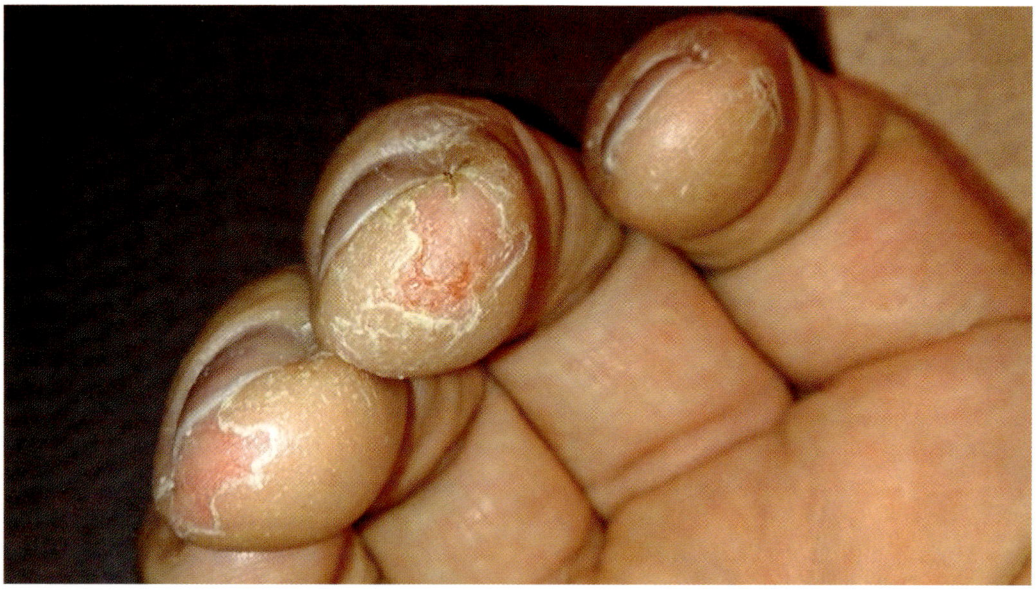

dossier 8

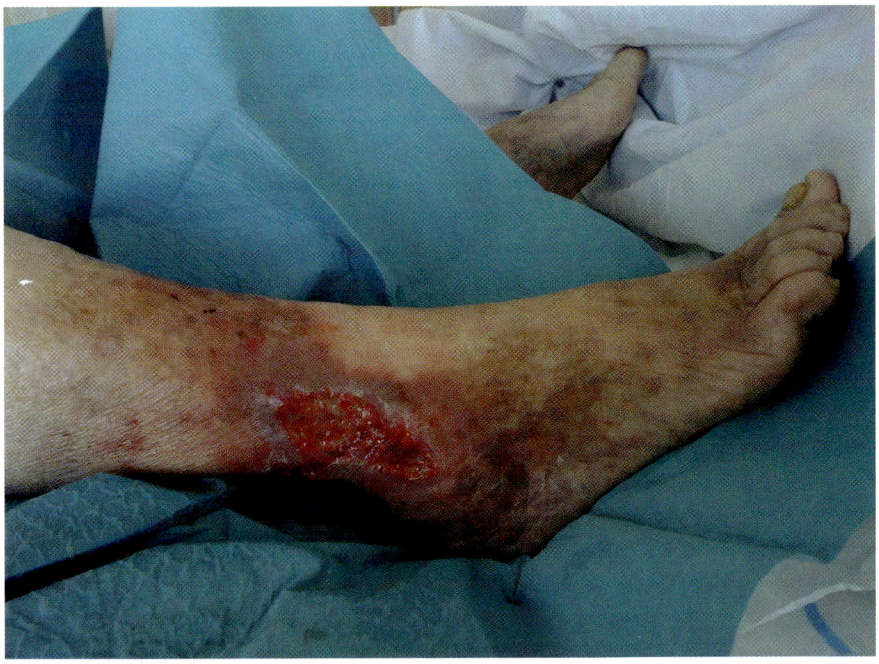

dossier 14

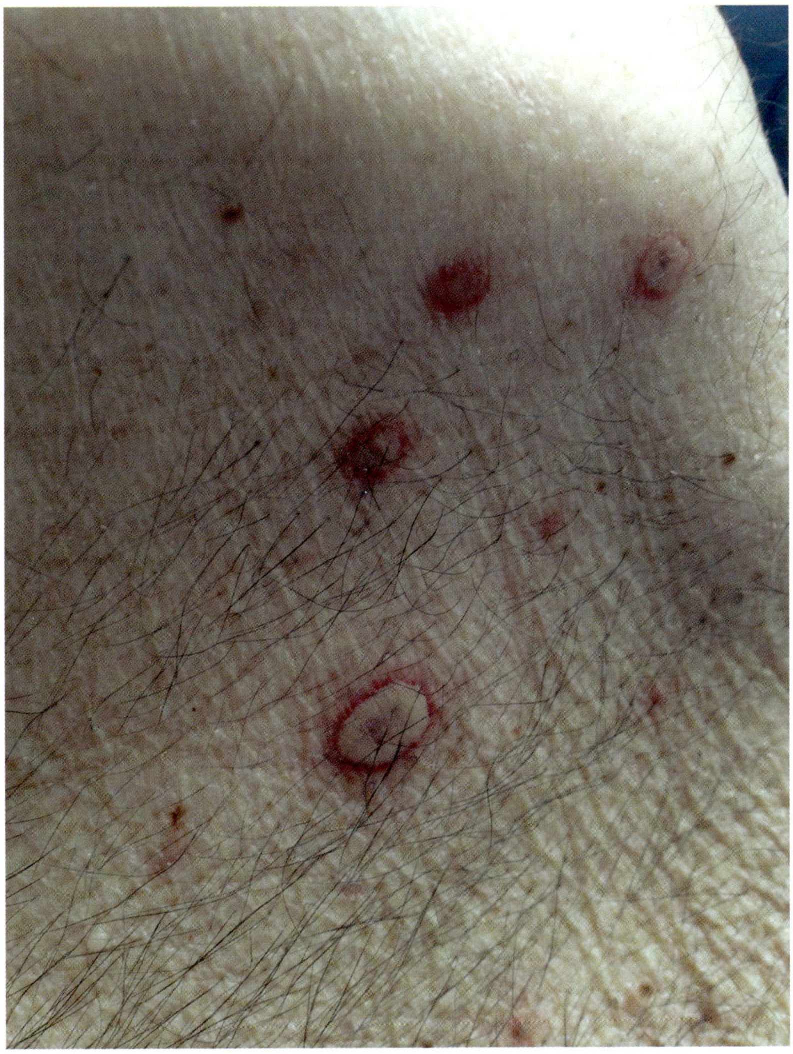

dossier 21

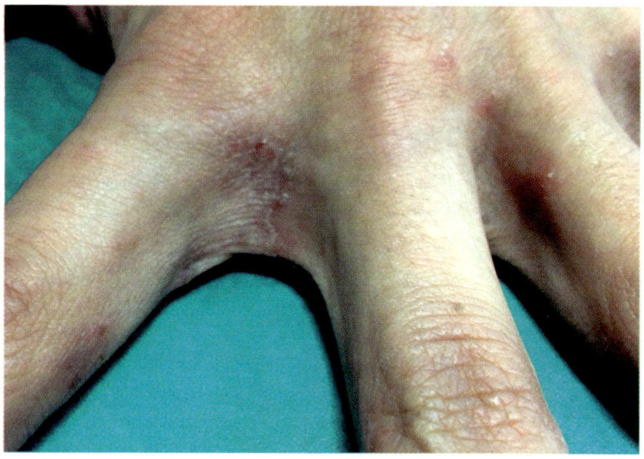

dossier 7

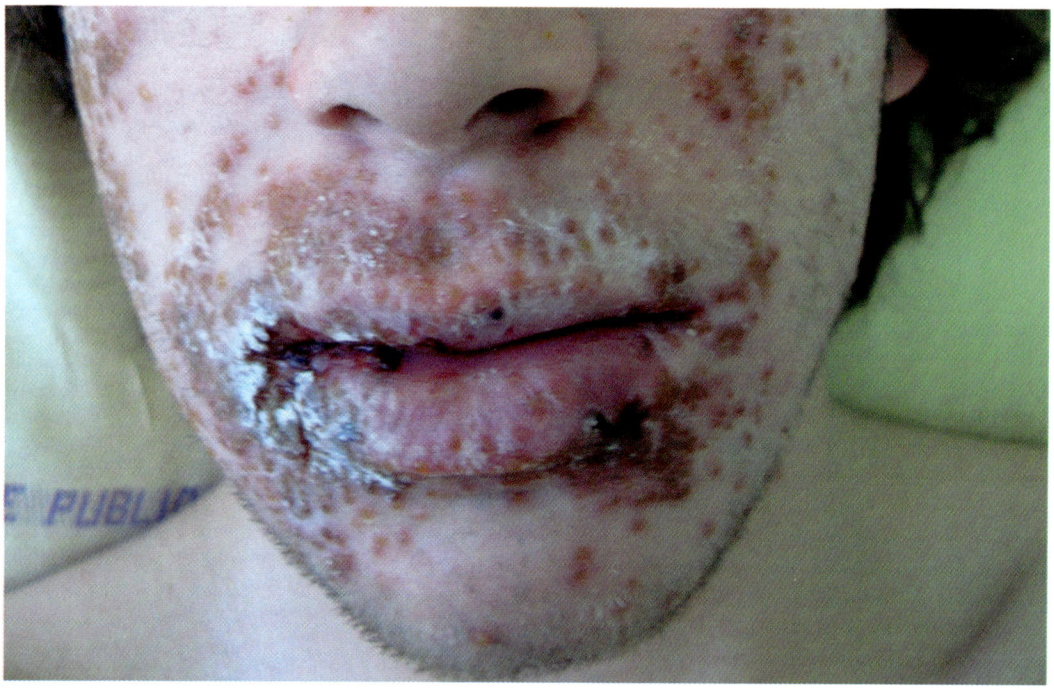

dossier 40

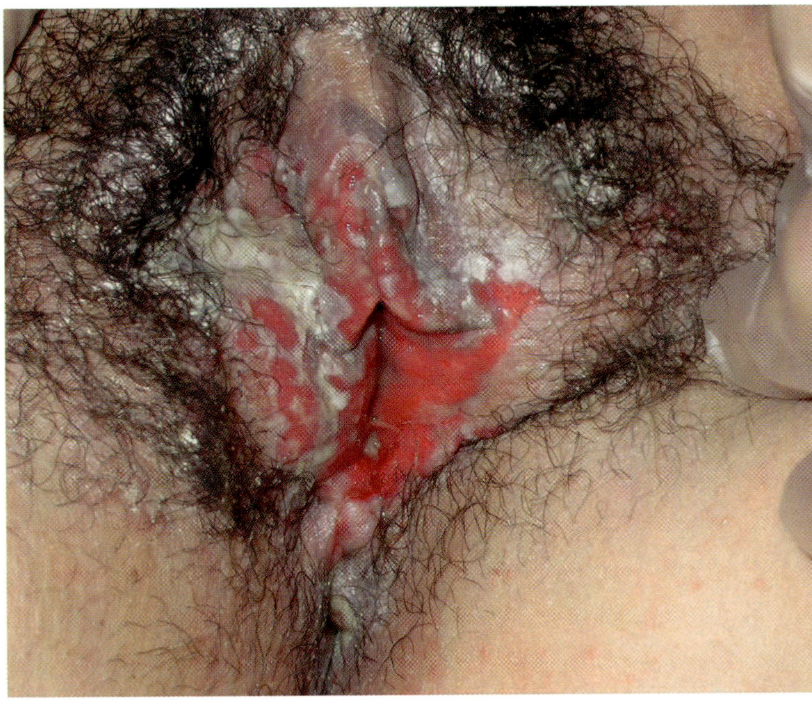

©Pr Camille FRANCES

dossier 28

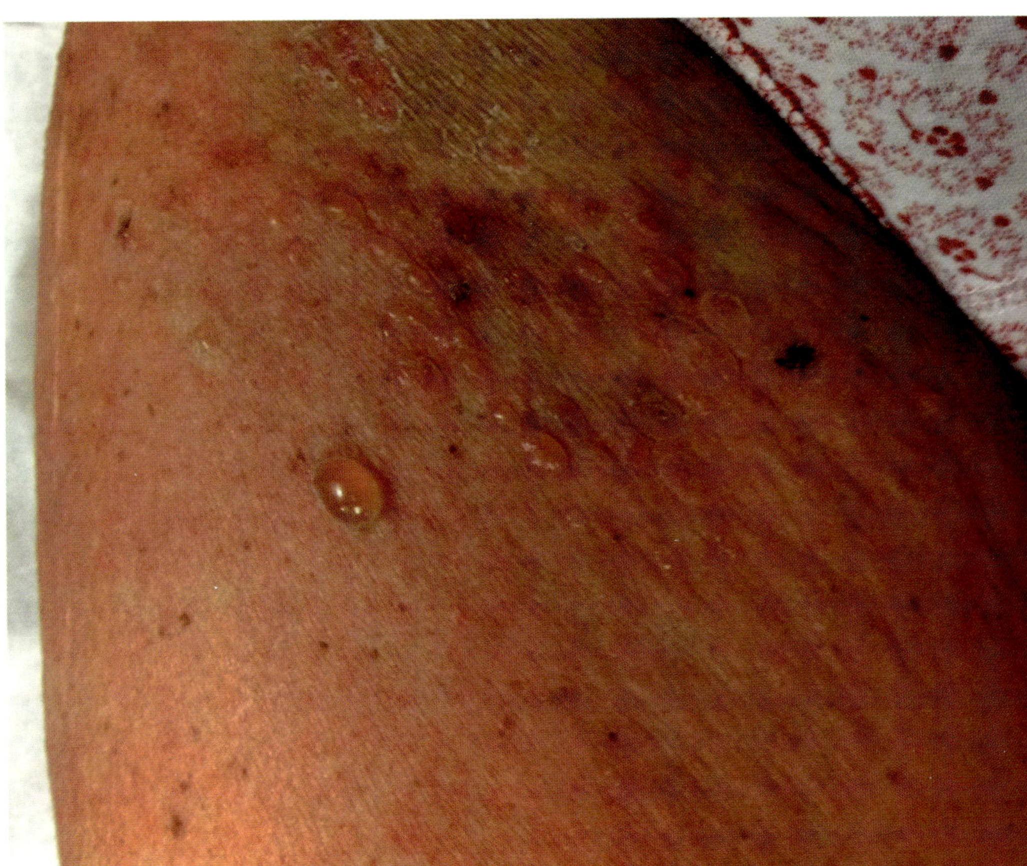

dossier 3

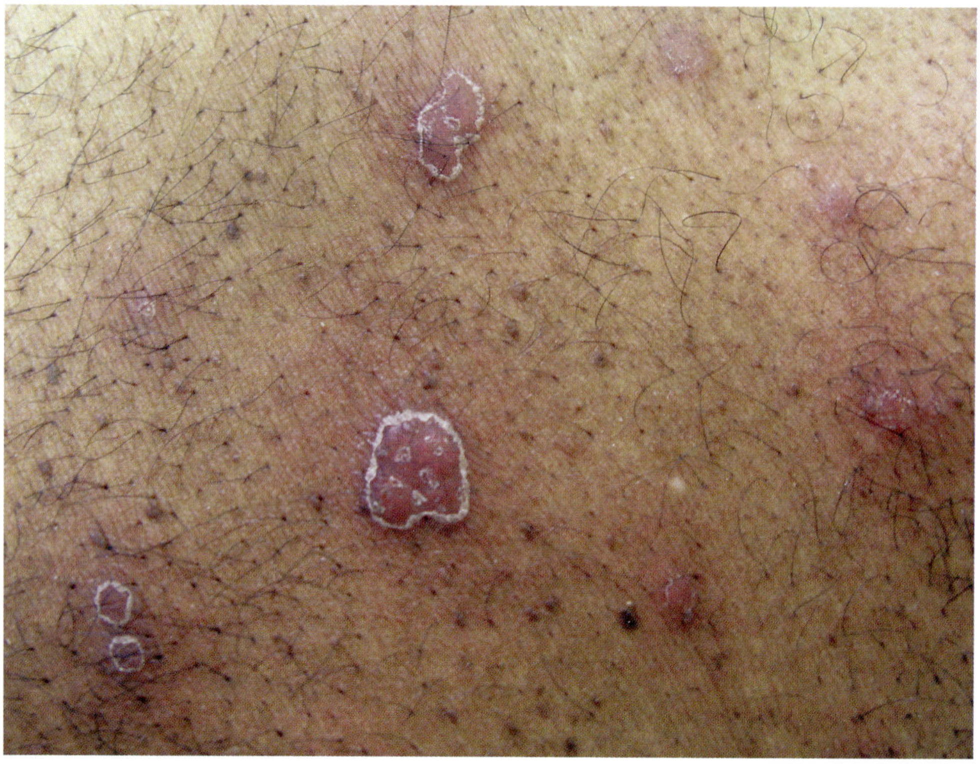

dossier 31

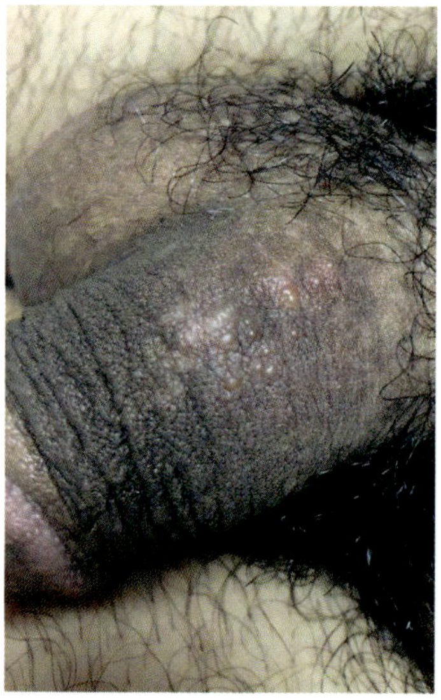

©Dr Emmanuel MOLINARI

dossier 4

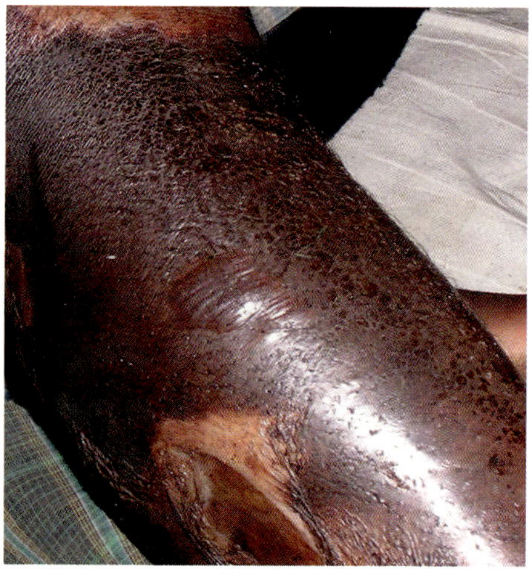

dossier 37

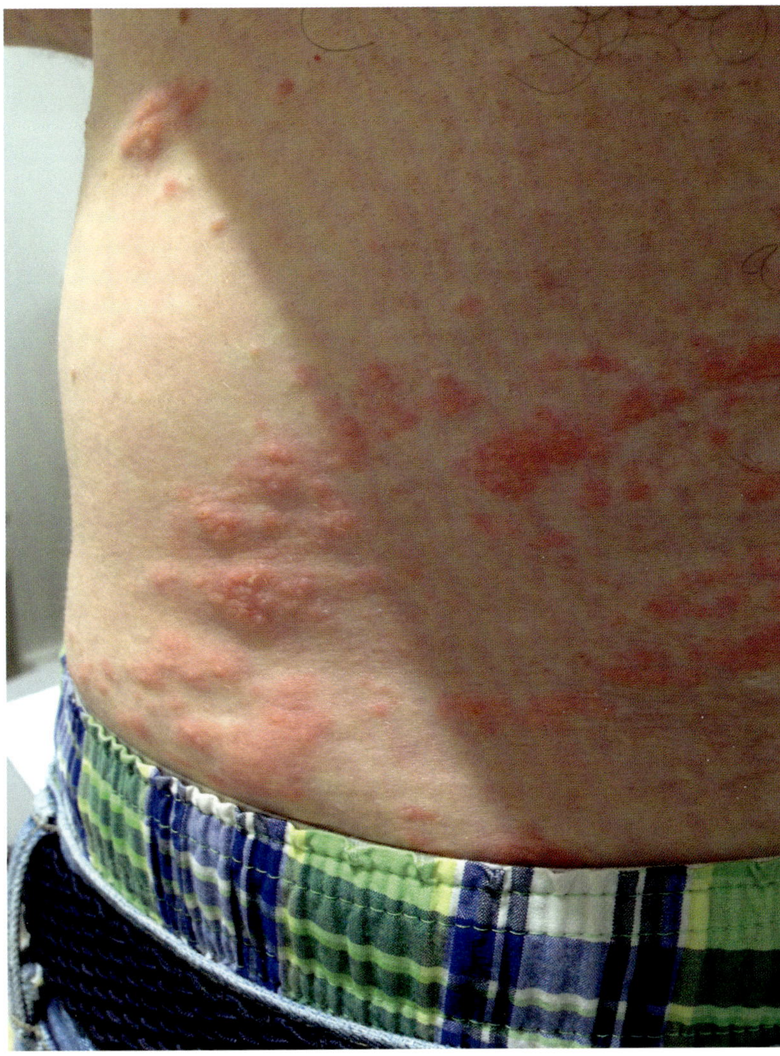

dossier 24

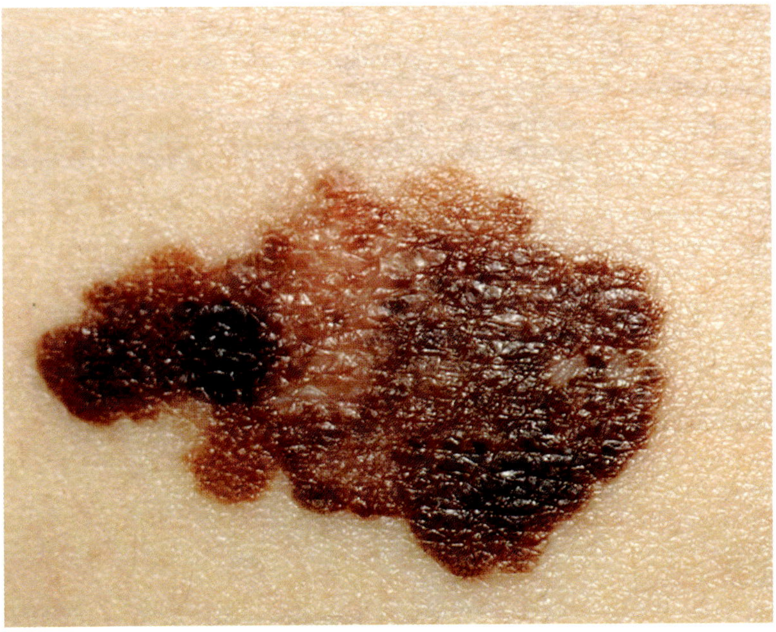

dossier 5

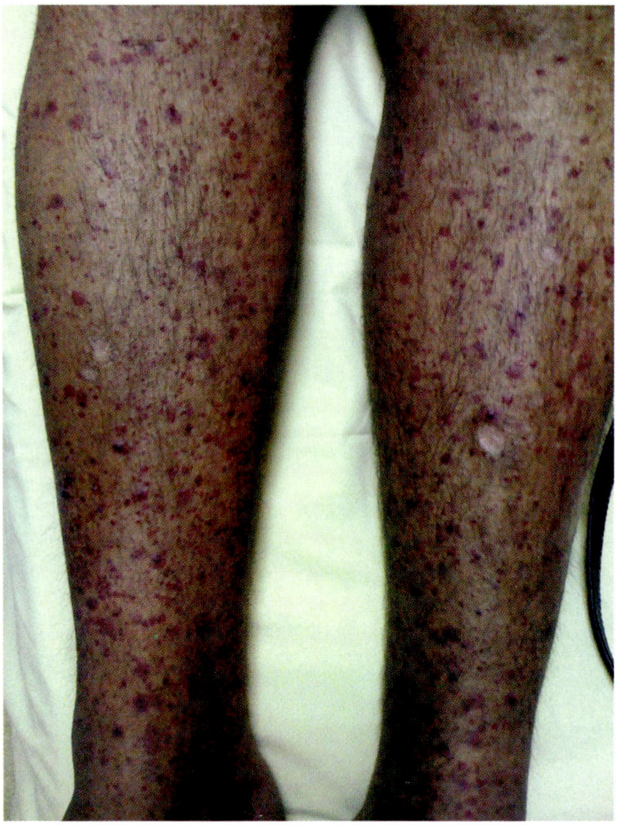

dossier 36

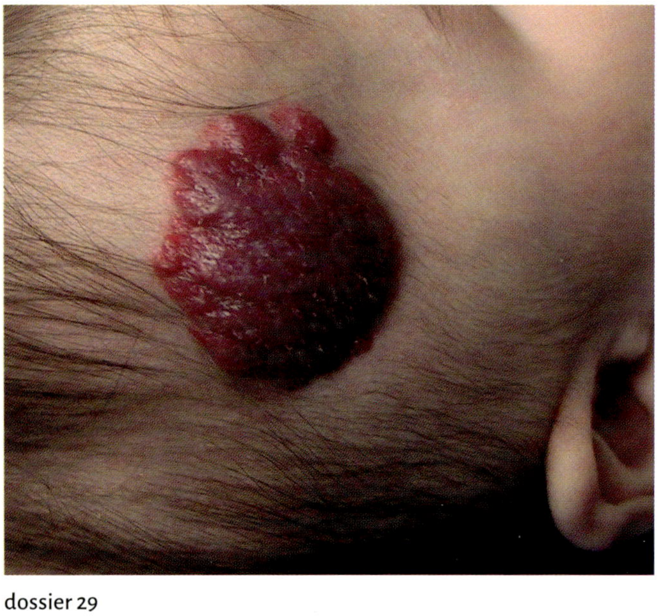

dossier 29

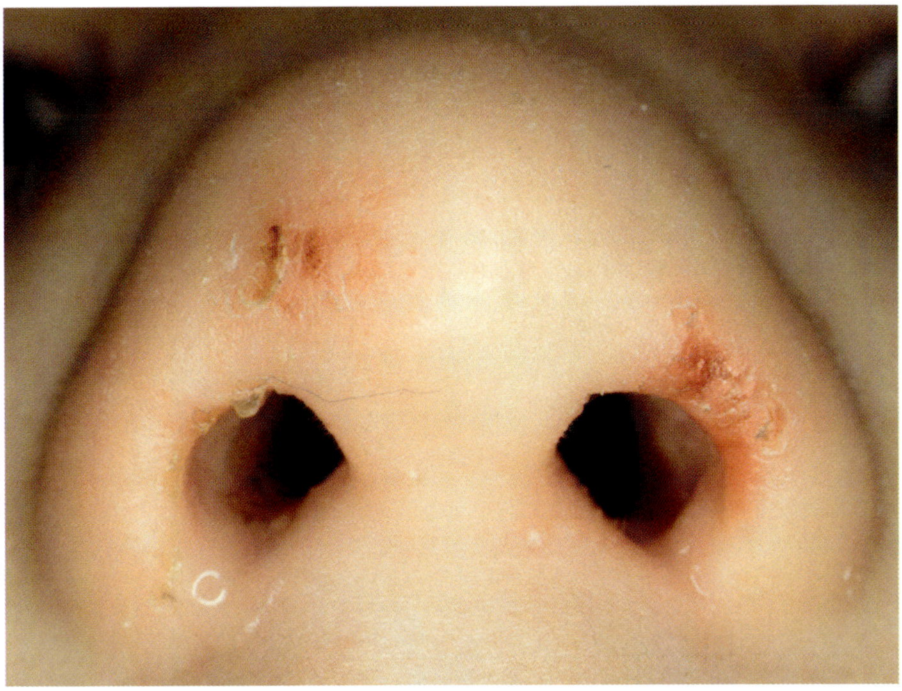

dossier 33

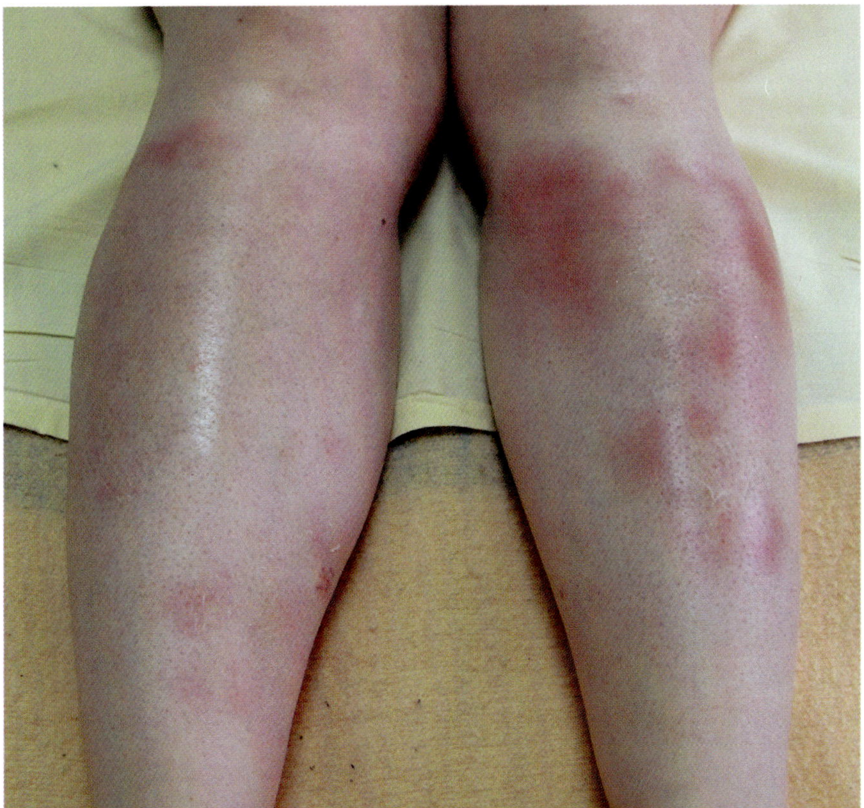

dossier 18

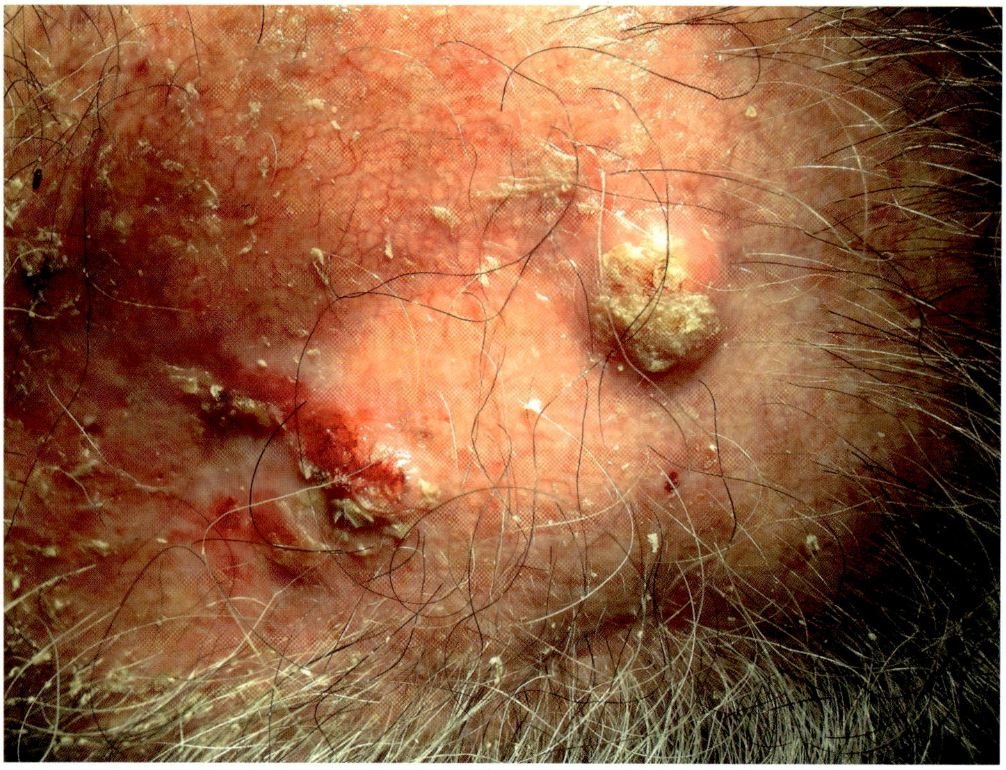

dossier 23

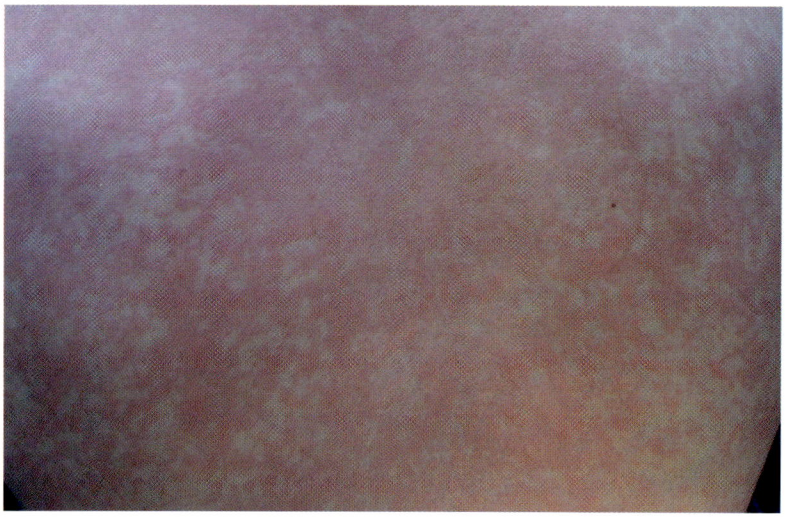

dossier 30

Dossier 22 *De la tête aux pieds (acte I)*

Énoncé

Mme L, 29 ans, se présente aux urgences pour une éruption cutanée accompagnée d'une sensation de malaise. Cette patiente n'a pas d'antécédent particulier. Il y a environ 1 semaine, elle a eu une sinusite pour laquelle elle a reçu des antibiotiques (amoxicilline-acide clavulanique) et une corticothérapie par voie générale à faible dose pendant quelques jours. Cliniquement, il existe une éruption atteignant environ 90 % de la surface cutanée. La température est à 38,2 °C. Vous palpez de petites adénopathies mobiles cervicales et axillaires.

Voir photo dossier 22, p. V

1 QRU **Décrire les lésions.**

a. Érythème avec évolution squameuse.
b. Exanthème maculo-papuleux.
c. Pustules folliculaires reposant sur une peau saine.
d. Bulles tendues reposant sur une peau érythémateuse.
e. Papules œdémateuses érythémateuses bien limitées.

2 QRU **Comment définissez-vous ce tableau clinique ?**

a. Exanthème morbilliforme.
b. Érythrodermie.
c. Exanthème scarlatiniforme.
d. Exanthème roséoliforme.
e. Dermatose bulleuse.

3 QRM **Quelles peuvent en être les complications ?**

a. Dénutrition.
b. Déshydratation.
c. Complications de décubitus.
d. Sepsis.
e. Réactivation d'un herpès cutané latent.

4 QRM **Quelles sont les causes à évoquer ?**

a. Syndrome de Sézary.
b. Gale.
c. Syndrome de Lyell.
d. Psoriasis.
e. DRESS.

5 QRM **Parmi les examens complémentaires suivants, lesquels demandez-vous ?**

a. Prélèvements bactériologiques cutanés à l'écouvillon (cartographie bactérienne).
b. Sérologie VIH.
c. Transaminases.
d. Biopsie cutanée pour immunofluorescence directe.
e. Immunophénotypage lymphocytaire sanguin.

6 QRU **L'étiologie retenue est finalement un psoriasis. Quel traitement de fond prescrivez-vous ?**

a. Aucun, des dermocorticoïdes suffiront.
b. Anti-TNFα.
c. Méthotrexate.
d. Acitrétine.
e. PUVAthérapie.

7 QRM **Qu'allez-vous vérifier avant de prescrire ce médicament ?**

a. Prescrire obligatoirement une contraception.
b. Vérifier que la patiente ne prend pas de cyclines.
c. Vérifier que la patiente ne prend pas d'AVK.
d. Éliminer une insuffisance hépatique sévère.
e. Prévenir la patiente qu'après l'arrêt de ce traitement, elle ne pourra pas envisager de grossesse avant 2 mois minimum.

8 QRM **Que devez-vous surveiller régulièrement pendant la durée du traitement ?**

a. NFS-plaquettes.
b. Transaminases.
c. Glycémie à jeun.
d. Bilan lipidique.
e. β-HCG.

9 **La situation évolue favorablement. Vous suivez maintenant votre patiente régulièrement pour son psoriasis. Quel score pouvez-vous utiliser pour évaluer la sévérité de sa maladie ?**

....

....

10 QRM **Quels sont les paramètres pris en compte par ce score ?**

a. Surface cutanée atteinte.
b. Importance de la desquamation.
c. Traitements utilisés antérieurement.
d. Importance de l'érythème.
e. Infiltration des lésions.

- **Question 1** (6 points)
Exacte : A.

- **Question 2** (10 points)
Exacte : B.

Commentaires une érythrodermie est définie par un érythème atteignant plus de 90 % de la surface cutanée, d'évolution desquamative, quelle que soit l'étiologie.

- **Question 3** (10 points)
Exactes : A-B-C-D-E.

Commentaires la quasi-totalité de la peau étant atteinte lors d'une érythrodermie, le patient peut très rapidement se déshydrater. La fonction de barrière contre les micro-organismes étant altérée, il peut y avoir des sepsis à point de départ cutanés, et parfois des réactivations d'herpès latent. La dénutrition est possible en cas d'évolution prolongée. Avec la fièvre (souvent satellite de l'érythrodermie, sans être synonyme d'infection) et l'alitement, les complications de décubitus ne sont pas exceptionnelles.

- **Question 4** (14 points)
Exactes : A-B-D-E.

Commentaires les 6 étiologies à évoquer en priorité sont : le **syndrome de Sézary** (lymphome cutané T), le **DRESS**, **l'eczéma** (de contact, atopique), le **psoriasis**, la **gale hyperkératosique** (« Norvégienne »), et **l'infection VIH**. La nécrolyse épidermique staphylococcique peut parfois être érythrodermique mais surtout chez le nouveau-né.

- **Question 5** (15 points)
Exactes : A-B-C-E.

Commentaires si vous connaissez les étiologies des érythrodermies, les examens complémentaires en découlent. L'histologie est indispensable. Pour le syndrome de Sézary, il faudra rechercher un clone T sanguin et cutané, faire un immunophénotypage lymphocytaire sanguin au minimum. Il faut rechercher une hyperéosinophilie et une cytolyse hépatique en faveur d'un DRESS. Une sérologie VIH est indispensable. Les adénopathies palpées sont réactionnelles à l'érythrodermie (ganglions dits « dermopathiques »). La recherche de dermatose bulleuse auto-immune est inutile. Des prélèvements bactériologiques cutanés à l'écouvillon doivent être réalisés à plusieurs endroits (« cartographie bactérienne ») afin d'adapter l'antibiothérapie rapidement en cas de sepsis.

- **Question 6** (10 points)
Exacte : D.
Inadmissible : E.

Commentaires l'acitrétine (Soriatane®) est le traitement de référence du psoriasis érythrodermique et du psoriasis pustuleux généralisé. Initialement, des dermocorticoïdes doivent être prescrits, le temps que l'acitrétine fasse effet. La PUVAthérapie est contre-indiquée dans le psoriasis érythrodermique.

■ **Question 7** (10 points)
Exactes : A-B-D.
Inadmissible : E.

Commentaires **la contraception est obligatoire sous acitrétine. Elle doit être poursuivie jusqu'à 2 ans après l'arrêt du traitement.** La prise de cyclines est contre-indiquée avec ce traitement car il y a un risque d'hypertension intracrânienne. L'insuffisance rénale chronique ou hépatique sévères sont des contre-indications.

■ **Question 8** (5 points)
Exactes : B-D-E.
Indispensable : E.

Commentaires le bilan lipidique et les transaminases seront surveillés tous les 3 mois.

■ **Question 9** (10 points)
Exacte : PASI (*psoriasis area severity index*).

■ **Question 10** (10 points)
Exactes : A-B-D-E.

Commentaires ce score doit être calculé à chaque consultation. Il permet d'évaluer la sévérité du psoriasis en évaluant : la **surface cutanée** atteinte, l'**érythème**, la **desquamation** et **l'infiltration des plaques**.

ITEMS

N° 112 Exanthème et érythrodermie de l'adulte et de l'enfant.
N° 114 Psoriasis.

ANTÉRIORITÉS

Concours internat Nord 1996, 1997, 1999, 2002, 2003 : QCM.
Concours internat Nord 2001, 2003 : cas clinique.
Concours internat Sud 1997 : QCM.
Concours internat Sud 1999, 2003 : cas clinique.
ECN 2011 : psoriasis.

RECOMMANDATIONS

Psoriasis, Collège des enseignants en dermatologie en France.

Dossier 23

Surveillance du transplanté rénal

Énoncé

M. L, 63 ans, consulte pour une lésion du cuir chevelu apparue en quelques semaines. Ce patient est transplanté rénal depuis 10 ans, après avoir été dialysé pendant 8 ans pour une insuffisance rénale terminale sur polykystose rénale. Il est retraité, ancien agent de la SNCF. Il a 2 fils de 32 et 36 ans, également suivis pour une polykystose rénale. Son traitement comporte une corticothérapie orale, 2 immunosuppresseurs (évérolimus et ciclosporine), de l'aspirine à dose anti-agrégante et une statine. À l'examen clinique, outre la lésion principale, il existe de fines croûtes éparses sur le cuir chevelu et la face dorsale des mains, très évocatrices de kératoses actiniques. Les aires ganglionnaires sont libres. L'état général est excellent.

1 QRM **Concernant les kératoses actiniques, quelles affirmations sont justes ?**

a. Une biopsie pour examen histologique est indispensable.
b. Si une kératose actinique est infiltrée, alors il est indispensable d'effectuer une biopsie.
c. Il est possible qu'elles régressent spontanément.
d. La cryothérapie est un traitement adapté si les kératoses actiniques sont très nombreuses.
e. Elles sont le témoin d'une photo-exposition importante.

Voir photo dossier 23, p. XVI

2 QRU **Décrire la lésion principale (à droite sur la photo). Quel diagnostic évoquez-vous ?**

a. Nodule croûteux : carcinome épidermoïde cutané.
b. Nodule perlé parsemé de télangiectasies : carcinome baso-cellulaire.
c. Plaque érythémato-squameuse à bordures encochées : lymphome cutané.
d. Ulcération à bordures infiltrées : carcinome épidermoïde cutané.
e. Vésicules reposant sur un érythème à bordures émiettées : eczéma de contact.

3 **Quel est le premier examen à effectuer ?**

....

....

4 QRM **L'examen histologique d'une biopsie confirme le diagnostic de carcinome épidermoïde. Quelles sont les informations importantes pour évaluer le pronostic de cette tumeur ?**

a. Épaisseur de la tumeur à l'examen histologique.
b. Caractère ulcéré.
c. Degré de différenciation.
d. Développement à partir d'une kératose actinique.
e. Invasion périnerveuse.

5 QRU **Quel examen complémentaire est indispensable à ce stade ?**

a. Échographie des aires ganglionnaires de drainage.
b. Scanner thoraco-abdomino-pelvien.
c. Scanner cérébral.
d. Cytoponction ganglionnaire d'un ganglion de drainage.
e. Aucun.

6 QRU **Le diagnostic est donc un carcinome épidermoïde sans atteinte métastatique. Quelle est votre prise en charge ?**

a. Exérèse chirurgicale sans marges.
b. Exérèse chirurgicale avec marges de 3-4 m.
c. Exérèse chirurgicale avec marges ≥ 6 mm.
d. Curage ganglionnaire de la zone de drainage, systématique.
e. Cryothérapie locale uniquement puis réévaluation à 3 mois.

7 QRM **Quelles sont les mesures associées ?**

a. Il est obligatoire de diminuer le traitement immunosuppresseur.
b. Photo-protection.
c. Il faut surveiller le risque d'apparition d'un autre cancer cutané.
d. Il faut examiner les membres apparentés au 1er degré systématiquement.
e. Le dossier doit être validé en réunion de concertation pluridisciplinaire.

8 QRM **Le patient consulte à nouveau en urgence 2 mois après, très inquiet car il a palpé une masse cervicale. À l'examen clinique, il existe effectivement une adénopathie cervicale gauche dure, indolore, non mobile, confirmée par une échographie ganglionnaire. La cicatrice du cuir chevelu n'est pas infiltrée. Que faites-vous ?**

a. Curage ganglionnaire avec examen anatomo-pathologique.
b. Cytoponction ganglionnaire.
c. Biopsie ganglionnaire pour examen anatomo-pathologique.
d. Examen d'imagerie pour rechercher des métastases viscérales à distance.
e. Plusieurs biopsies systématiques de la cicatrice, à l'aveugle, pour examen anatomo-pathologique.

9 **Le patient a subi une intervention chirurgicale. L'histologie définitive conclut à des métastases ganglionnaires de la lésion primitive du cuir chevelu. Il n'y a pas de métastases viscérales. Parmi les propositions suivantes, lesquelles sont en faveur de la réalisation d'une radiothérapie des aires ganglionnaires en traitement adjuvant du curage ?**

a. Terrain : immunodépression.
b. Rupture capsulaire.
c. Tumeur peu différenciée.
d. Nombre élevé de ganglions atteints.
e. La radiothérapie ganglionnaire est systématique en cas d'atteinte ganglionnaire dans tous les cas.

10 **À partir de quelles pathologies peut se développer un carcinome épidermoïde cutané ?**

a. Lichen scléreux.
b. Ulcère de jambe.
c. Kératose séborrhéique.
d. Lentigines.
e. Leucoplasie.

Question 1 (12 points)
Exactes : B-C-E.

Commentaires les **kératoses actiniques** (à gauche sur la photo) sont des **lésions précancéreuses**, pouvant évoluer vers un carcinome épidermoïde cutané (mais pas obligatoirement). Elles se situent sur des zones photo-exposées (cuir chevelu, visage, dos des mains...). Le diagnostic est clinique. **La biopsie s'impose en cas de kératose actinique infiltrée ou en cas d'échec du traitement**. En cas de lésions peu nombreuses, le traitement repose sur la cryothérapie. En cas de lésions multiples, il existe plusieurs possibilités : imiquimod en crème (Aldara®), photothérapie dynamique (PDT)...

Question 2 (8 points)
Exacte : A.
Inadmissible : E.

Commentaires le carcinome épidermoïde (CE) se présente généralement sous la forme d'un nodule bourgeonnant, dur, infiltré ou d'une ulcération d'évolution « traînante », ne cicatrisant pas, avec parfois une bordure infiltrée. Le CE ne se développe pas obligatoirement à partir d'une lésion précancéreuse.

Question 3 (5 points)
Exactes : biopsie (pour examen histologique).

Commentaires la biopsie est recommandée en cas de doute diagnostique, si le traitement envisagé n'est pas chirurgical ou pour confirmation diagnostique avant une intervention chirurgicale extensive. **En pratique, la biopsie est quasi-systématique**.

Question 4 (10 points)
Exactes : A-C-E.

Commentaires les **facteurs histo-pronostiques** du CE sont : le **type histologique**, **l'invasion en profondeur**, **l'épaisseur tumorale**, le **degré de différenciation** et **l'invasion périnerveuse**. Le phénomène de régression tumorale (disparition de cellules tumorales profondes, remplacées par de la fibrose et un infiltrat inflammatoire) est décrit pour le mélanome.

Question 5 (10 points)
Exacte : A.

Commentaires il existe **2 groupes pronostiques** de patients : le groupe **à faible risque de récidive et/ou de métastase** ; et le **groupe à haut risque**. Les facteurs pronostiques cliniques et histologiques permettent de classer le patient dans un groupe ou dans l'autre. Un seul facteur de mauvais pronostic suffit à classer le patient dans le groupe à haut risque. Ici, le patient était immunodéprimé donc **dans le groupe à haut risque, qui nécessite obligatoirement une échographie ganglionnaire** au minimum. Pour le groupe à faible risque, aucun examen complémentaire n'est systématique.

Question 6 (15 points)
Exactes : C.
Inadmissible : E.

Commentaires le traitement du carcinome épidermoïde est **chirurgica**l. Il consiste à pratique une exérèse totale de la tumeur avec **marges de sécurité,** qui seront plus élevées pour le groupe à haut risque de récidive. **Le curage ganglionnaire n'est pratique qu'en cas d'atteinte ganglionnaire prouvée histologiquement.**

Question 7 (13 points)
Exactes : B-C-E.

Commentaires la modification du traitement immunosuppresseur ne s'envisage qu'en cas d'atteinte sévère, avec métastases à distance. **La photo-protection** est indispensable. L'exposition solaire étant un facteur de risque commun aux carcinomes (épidermoïde et baso-cellulaire) et au mélanome, il faut surveiller le risque d'apparition de chacun de ces cancers cutanés.

Question 8 (10 points)
Exactes : C -D.

Commentaires il faut prescrire une échographie ganglionnaire puis effectuer une biopsie ganglionnaire obligatoirement avant le curage. Chez ce patient immunodéprimé, il faudra également prescrire d'autres examens pour rechercher des métastases viscérales (scanner thoraco-abdomino-pelvien au minimum, +/- TEP-scan). La cytoponction ganglionnaire n'a que peu d'intérêt. Il faut toujours penser à regarder la cicatrice d'exérèse du carcinome, en vérifiant l'absence de récidive locale. Si tel est le cas, il faudra effectuer une biopsie cutanée sur les zones suspectes pour examen anatomo-pathologique.

Question 9 (10 points)
Exactes : B-D.

Commentaires la radiothérapie ganglionnaire n'est pas systématique. Elle n'est jamais effectuée s'il n'y a pas d'atteinte ganglionnaire avérée. Elle se discute en cas de **rupture capsulaire ou d'un nombre important de ganglions envahis.**

Question 10 (7 points)
Exactes : A-B-E.

Commentaires les lésions précancéreuses les plus fréquentes sont les kératoses actiniques, la maladie de Bowen (qui est un carcinome in situ, c'est-à-dire ne franchissant pas la membrane basale) et la leucoplasie (plaque blanche sur la muqueuse buccale, généralement provoquée par le tabac). Sur les muqueuses, il est très rare qu'un lichen scléreux dégénère en carcinome épidermoïde (hors programme).

ITEMS

N° 299 Tumeurs cutanées, épithéliales et mélaniques.

RECOMMMANDATIONS

Prise en charge diagnostique et thérapeutique du carcinome épidermoïde cutané et de ses précurseurs (Recommandations 2009).

ANTÉRIORITÉS

Concours internat Nord 2001 : QCM.
Concours internat Sud 2002 : QCM.
ECN 2012 : carcinome épidermoïde.

Dossier 24 — *Éruption douloureuse*

Énoncé

M. T, 55 ans, se présente pour une éruption du tronc apparue il y a 2 jours, très douloureuse. Ce patient, responsable marketing dans une entreprise, a comme antécédents : un paludisme suite à un voyage au Congo il y a 10 ans, une appendicectomie dans l'enfance et une rupture du ligament croisé antérieur gauche il y a environ 20 ans. Il ne prend aucun traitement. Il n'a pas d'intoxication alcoolo-tabagique. À l'examen clinique, la température est à 38,4 °C.

☛ *Voir photo dossier 24, p. XIII*

1 QRU **Décrivez l'éruption.**

a. Pustules éparses de l'abdomen.
b. Éruption vésiculeuse, unilatérale, à trajet métamérique.
c. Vésicules reposant sur un érythème à bordures émiettées, avec aspect suintant.
d. Nodules sous-cutanés violacés.
e. Plaques érythémato-squameuses mal limitées.

2 QRU **Quel est le diagnostic ?**

a. Varicelle de l'adulte.
b. Zona.
c. Psoriasis pustuleux.
d. Eczéma de contact.
e. Dermite orthoergique.

3 QRU **Quel examen complémentaire à visée diagnostique demandez-vous ?**

a. Aucun.
b. Biopsie cutanée pour examen anatomo-pathologique.
c. Sérologie VZV.
d. PCR VZV sur sérosité d'une vésicule.
e. Examen bactériologique sur sérosité d'une pustule.

4 QRU **Lorsqu'il est nécessaire de confirmer le diagnostic, quel est le meilleur examen ?**

a. Biopsie cutanée pour examen anatomo-pathologique.
b. Sérologie VZV.
c. PCR VZV sur sérosité d'une vésicule.
d. Examen bactériologique sur sérosité d'une pustule.
e. Aucun ne permet de confirmer le diagnostic.

5 QRU **Quel est votre traitement étiologique ?**

a. Aucun.
b. Antibiothérapie générale par pénicilline M pendant 10 jours.
c. Aciclovir I.V pendant 7-10 jours.
d. Valaciclovir per os pendant 7 jours.
e. Aciclovir per os pendant 7 jours.

6 QRU **L'aciclovir est souvent utilisé dans le traitement de cette pathologie. Quelle est sa principale toxicité ?**

a. Gastrique.
b. Rénale.
c. Hépatique.
d. Neurologique.
e. Cutanée.

7 QRU **Quel traitement antalgique est le plus adapté ici pendant la phase aiguë ?**

a. Paracétamol.
b. Tramadol.
c. Morphine per os.
d. Antidépresseur tricyclique.
e. Gabapentine (Neurontin®).

8 QRM **Quelles pathologies sous-jacentes devez-vous rechercher ?**

a. Infection VIH.
b. Primo-infection VZV.
c. Hypogammaglobulinémie sévère.
d. Leucémie lymphoïde chronique.
e. Aucune n'est à rechercher particulièrement ici.

9 QRM **Il n'existe aucune pathologie sous-jacente chez ce patient. L'éruption disparaît progressivement. Il revient consulter 3 semaines après pour des douleurs de type algies post-zostériennes. Quelles affirmations sont justes ?**

a. Elles sont plus fréquentes chez le sujet âgé.
b. Le traitement antalgique lors l'éruption permet de les éviter.
c. Le traitement antiviral lors de l'éruption permet de réduire leur incidence.
d. Les antidépresseurs tricycliques sont efficaces sur le fond douloureux, peu sur les accès paroxystiques.
e. La lidocaïne topique peut être efficace.

10 **Lors d'un zona, les vésicules sont fréquemment déprimées en leur centre. Comment s'appelle ce phénomène ?**

....

....

- **Question 1** (8 points)

Exacte : B.

Commentaires l'éruption du zona est généralement typique : **unilatérale, douloureuse, à trajet métamérique**. Les vésicules sont souvent **ombiliquées**, rendant le diagnostic encore plus évident. La localisation typique est le thorax, bien qu'un zona puisse toucher n'importe quelle partie du corps.

- **Question 2** (8 points)

Exacte : B.

Commentaires il existe des vésicules ombiliquées dans la varicelle, mais l'éruption n'a pas la même topographie (évolution descendante) et n'est pas douloureuse.

- **Question 3** (12 points)

Exacte : A.

Commentaires **la confirmation diagnostique ne sera demandée qu'en cas de doute diagnostique, de forme grave ou devant un patient immunodéprimé.** L'examen de référence « historique » est la culture virale sur une sérosité d'une vésicule. Cependant, le meilleur examen reste la **PCR**, beaucoup plus sensible. La sérologie virale n'a aucun intérêt.

- **Question 4** (12 points)

Exacte : C.

Commentaires la PCR VZV est en effet un excellent examen lorsqu'il est indiqué. L'examen de référence est la culture virale, effectuée à partir d'un écouvillonnage d'une vésicule, mais cette technique est de moins en moins utilisée, la PCR ayant une meilleure sensibilité et étant plus rapide.

- **Question 5** (11 points)

Exacte : D.

Commentaires **le traitement antiviral est indiqué chez le sujet de plus de 50 ans avec une éruption < 72 h** ; chez **l'immunodéprimé** ou devant une **forme grave**. Ici, un traitement intraveineux n'était pas justifié. Le valaciclovir (Zelitrex®) doit être le seul traitement utilisé per os, l'aciclovir ayant une mauvaise absorption digestive.

- **Question 6** (9 points)

Exacte : B.

Commentaire l'aciclovir (et valaciclovir) doit être adapté à la fonction rénale en cas d'insuffisance rénale chronique.

- **Question 7** (6 points)

Exacte : B.

Commentaires **pendant la phase éruptive, un antalgique de palier 2** est recommandé. Même si les douleurs sont de types « décharges électriques », un traitement antidépresseur ou anticonvulsivant n'est pas justifié pendant la phase aiguë.

- **Question 8** (12 points)
Exactes : A-D.
Inadmissible : E.
Commentaires devant un zona, il faut toujours rechercher une immunodépression sous-jacente : au minimum **une infection VIH et une hémopathie maligne**.

- **Question 9** (12 points)
Exactes : A-C-D-E.
Commentaires les algies post-zostériennes surviennent après l'éruption cutanée, lorsque le patient est « guéri ». Elles se manifestent par des douleurs neuropathiques parfois très violentes, à type de brûlures ou de décharges électriques. Elles sont plus fréquentes chez le sujet âgé. Le traitement antiviral lors de la phase aiguë, lorsqu'il est instauré avant les 72 premières heures, permet de réduire de façon significative les algies post-zostériennes. Le traitement repose sur les **antidépresseurs tricycliques** pour les douleurs de fond, la **gabapentine** (Neurontin®) et la **carbamazépine** (Tégrétol®) pour les accès douloureux paroxystiques. Les patchs de Versatis® (xylocaïne topique) ont également l'AMM dans cette indication.

- **Question 10** (10 points)
Exacte : ombilication (vésicules ombiliquées).
Commentaire devant des vésicules ombiliquées, il faut évoquer une infection par le VZV.

ITEMS

N° 164 Infections à herpès virus du sujet immunocompétent.

RECOMMANDATIONS

Prise en charge des infections à VZV : conférence de consensus (1998).

ANTÉRIORITÉ

Concours internat Nord 1999, 2002, 2003 : QCM.
Concours internat Nord 1997 : cas clinique.
Concours internat Sud 1996 : QCM.

Dossier 25

Quand on reste trop au lit...

Énoncé

Mme R, 63 ans, est hospitalisée depuis 3 semaines pour altération de l'état général. Cette patiente est atteinte d'un cancer pulmonaire depuis 4 ans. Un bilan effectué récemment a mis en évidence une progression de la maladie avec métastases cérébrales. Actuellement, elle ne reçoit que des soins de confort. Depuis son arrivée à l'hôpital, elle est alitée et ne peut plus se lever. Elle présente des lésions cutanées sur les 2 talons, d'environ 3 cm de diamètre, suintantes, humides. Il n'y a pas de contact osseux. Elle n'a pas de fièvre.

☛ *Voir photo dossier 25, p. III*

1 QRU **Décrire la lésion.**

a. Ulcération avec bourgeonnement excessif suspect.
b. Ulcération avec exposition tendineuse.
c. Perte de substance cutanée avec plaque nécrotique humide.
d. Perte de substance cutanée superficielle, n'atteignant que l'épiderme.
e. Papules purpuriques nécrotiques et infiltrées.

2 QRU **Quel est le diagnostic ?**

a. Ulcère veineux.
b. Mal perforant plantaire.
c. Escarre stade III avec nécrose sèche.
d. Escarre stade III avec nécrose humide.
e. Escarre stade IV.

3 QRU **Le diagnostic retenu est une escarre stade III. Quel est le diagnostic différentiel à éliminer ?**

a. Mal perforant plantaire.
b. Nécrose ischémique d'origine artérielle.
c. Mélanome ulcéré.
d. Escarre stade IV.
e. Métastases cutanées du cancer pulmonaire.

4 QRM **Quels éléments ont pu favoriser l'apparition de cette lésion ?**

a. Cancer.
b. Anémie.
c. Incontinence urinaire.
d. Dénutrition.
e. Chimiothérapie.

5 QRU **Quel examen complémentaire prescrivez-vous ?**

a. Aucun.
b. Prélèvement à l'écouvillon pour examen bactériologique.
c. Écho-Doppler artériel des membres inférieurs.
d. Radiographie de profil des 2 talons.
e. IRM des 2 pieds.

6 QRM **Quels sont les principes de la prise en charge sur le plan général devant cette escarre ?**

a. Hyperhydratation.
b. Angioplastie de l'artère responsable.
c. Antibiothérapie par voie générale adaptée au germe retrouvée sur la plaie.
d. Prise en charge nutritionnelle.
e. Intensifier les mesures de prévention.

7 QRM **Quels sont les soins locaux à effectuer devant cette escarre ?**

a. Antibiothérapie locale par acide fusidique.
b. Antiseptiques locaux.
c. Ne pas retirer la nécrose.
d. Nettoyer au sérum physiologique.
e. Application d'un pansement.

8 QRU **Comment cette affection aurait pu être évitée ?**

a. Massage des zones à risque.
b. Perte de poids.
c. Favoriser la mobilisation de la patiente.
d. Prise en charge nutritionnelle.
e. Diminuer la pression au niveau des points d'appui.

9 QRU **Un prélèvement bactériologique d'un écoulement de la plaie met en évidence un staphylocoque doré sensible à la Méticilline (10^2 germes/ml). Que faites-vous ?**

a. Soins locaux habituels.
b. Antiseptiques locaux en plus des soins habituels.
c. Antibiothérapie locale par acide fucidique 2 fois par jour pendant 10 jours.
d. Antibiothérapie par voie orale : Pénicilline M pendant 10 jours.
e. Antibiothérapie par voie intraveineuse : pipéracilline + tazobactam avec un aminoside.

10 QRM **Citez le nom des échelles utilisées pour prédire le risque de survenue d'une escarre.**

a. Échelle de Waterloo.
b. Échelle PASI.
c. Échelle de Braden.
d. DAS28.
e. Échelle de Norton.

■ **Question 1** (8 points)
Exacte : C.

■ **Question 2** (8 points)
Exacte : D.

Commentaires le **stade III d'une escarre** correspond à la perte de substance de toute l'épaisseur de la peau avec une altération ou une **nécrose** du tissu-sous-cutané, pouvant s'étendre jusqu'au fascia mais pas au-delà. Il faut toujours préciser si la nécrose est **sèche ou humide.**

■ **Question 3** (14 points)
Exacte : B.

Commentaires devant une plaie nécrotique du talon, il faut avant tout éliminer une nécrose ischémique d'origine artérielle (contexte évocateur, absence de pouls distaux).

■ **Question 4** (10 points)
Exactes : A-B-C-D.

Commentaires les facteurs de risque d'escarres sont très nombreux : pression, friction, immobilité, pathologie chronique, état psychologique, âge, dénutrition, anémie, troubles cognitifs...

■ **Question 5** (10 points)
Exacte : A.

Commentaires **aucun examen bactériologique ne doit être demandé en l'absence de complications infectieuses.** La prescription systématique d'une radiographie pour rechercher une atteinte osseuse n'a aucun intérêt.

■ **Question 6** (8 points)
Exactes : D-E.

Commentaires **aucune antibiothérapie ne doit être prescrite en l'absence d'infection de l'escarre.** L'infection est définie par la présence de 2 symptômes parmi la rougeur, la sensibilité ou gonflements des bords de la plaie ainsi que l'une des observations suivantes : germe isolé de la culture du liquide obtenu par aspiration ou biopsie du bord de l'ulcère, germe isolé par hémoculture. Dans un contexte palliatif, les objectifs sont de prévenir la survenue de nouvelles escarres, limiter l'extension de l'escarre, traiter la douleur.

■ **Question 7** (15 points)
Exactes : D-E.

Commentaires **la nécrose doit être retirée** de façon mécanique ou bien grâce à l'application de pansements (hydrogels). Le nettoyage doit se faire avec du sérum physiologique, **sans utiliser d'antiseptiques.**

■ **Question 8** (10 points)

Exactes : C-D-E.

Inadmissible : A.

Commentaires **le massage des zones à risque doit être proscrit** car il diminue le début micro-circulatoire. Il faut diminuer la pression en utilisant des supports adaptés (matelas...), changer de position le patient toutes les 2 à 3 heures. La macération doit être évitée et il faut assurer un équilibre nutritionnel.

■ **Question 9** (12 points)

Exacte : A.

Commentaires **en l'absence de complications, il ne faut appliquer ni des antiseptiques ni des antibiotiques locaux.** L'infection d'escarre se définit par :

- Au moins 2 symptômes parmi : rougeur, sensibilité, gonflement des bords de la plaie.
- et l'une des observations suivantes : germe isolé de la culture du liquide obtenu par aspiration ou biopsie du bord de l'ulcère ; germe isolé par hémoculture. L'infection, suspectée sur des signes locaux, est affirmée au-delà de 10^5 germes/ml (ou gramme de tissu) sur les prélèvements (liquide de ponction, de biopsie) et/ou hémoculture.

■ **Question 10** (15 points)

Exacte : A-C-E.

ITEMS

N° 116 Complications de l'immobilité et du décubitus. Prévention et prise en charge.

RECOMMANDATIONS

Prévention et traitement des escarres de l'adulte et du sujet âgé (conférence de consensus, 2001).

ANTÉRIORITÉ

Concours internat Sud 1996, 2003 : QCM.

Dossier 26

On fait des bulles

Énoncé

Mme T, 56 ans, présente pour une dermatose évoluant depuis 2 semaines. Elle est infirmière, mère de 2 filles en bonne santé. Elle n'a pas d'antécédent particulier. Elle ne prend aucun traitement en dehors de pristinamycine (Pyostacine®) depuis 5 jours pour des croûtes du cuir chevelu, diagnostiquées comme « impétigo », apparues 2 semaines auparavant. Elle a ensuite eu de petites érosions de la muqueuse jugale, qui persistent malgré des bains de bouche antiseptiques. L'éruption cutanée est survenue quelques jours après.

1 QRM **Parmi les affections suivantes, lesquelles sont classiquement responsables d'érosions buccales ?**

a. Pemphigoïde bulleuse.
b. Herpès.
c. Impétigo.
d. Pemphigus profond.
e. Varicelle.

Voir photo dossier 26, p. VIII

2 QRU **Décrire les lésions cutanées.**

a. Plaques érythémato-squameuses très bien limitées.
b. Ulcérations nécrotiques.
c. Bulles flasques reposant sur une peau saine.
d. Vésicules reposant sur un érythème à bordures émiettées.
e. Bulles tendues reposant sur une peau érythémateuse.

3 QRU **Quel est le diagnostic le plus probable ?**

a. Nécrolyse épidermique toxique.
b. Lupus bulleux.
c. Pemphigus profond.
d. Pemphigoïde bulleuse.
e. Impétigo bulleux.

4 QRM **Quels éléments confortent le diagnostic de pemphigus profond, ou le conforteraient s'ils étaient présents ?**

a. La présence d'un signe de Nikolsky.
b. L'atteinte muqueuse.
c. Le prurit.
d. L'absence d'atteinte de la muqueuse génitale.
e. L'évolution vers des croûtes.

5 QRM **Il y a un signe de Nikolsky. Dans quelles pathologies peut-il s'observer ?**

a. Pemphigoïde bulleuse.
b. Nécrolyse épidermique toxique.
c. Nécrolyse épidermique staphylococcique.
d. DRESS.
e. Varicelle hémorragique.

6 QRM **Concernant les examens complémentaires, quelle(s) affirmation(s) est (sont) juste(s) ?**

a. Il est obligatoire de rechercher une impétiginisation par un prélèvement bactériologique.
b. L'examen histologique met en évidence une bulle sous-épidermique.
c. L'immunofluorescence directe met en évidence des dépôts intra-épidermiques.
d. Les anticorps anti-membrane basale sont négatifs.
e. Les facteurs anti-nucléaires sont de type anti-Sm.

7 QRU **Quel traitement prescrivez-vous ?**

a. Dermocorticoïdes d'activité forte.
b. Corticothérapie générale à faible dose.
c. Methotrexate.
d. Corticothérapie générale à forte dose (1 à 1,5 mg/kg/j).
e. Anti-TNFα.

8 **Un traitement par corticothérapie générale à forte dose est débuté. Quelles propositions sont justes ?**

a. Il y a un risque d'hyperkaliémie avec ce traitement.
b. Il faut systématiquement rechercher une parasitose latente.
c. Le régime adapté doit être pauvre en protéines et en lipides.
d. Puisque le traitement sera d'une durée > 3 mois avec une dose ≥ 7,5 mg/j, alors une ostéodensitométrie est justifiée.
e. En cas de mauvaise évolution clinique, la surinfection herpétique des bulles est une cause possible.

9 QRM **Il existe des croûtes à l'examen clinique. Plus généralement, cette lésion élémentaire peut être secondaire à :**

a. Une bulle.
b. Une papule.
c. Une macule.
d. Une vésicule.
e. Elle peut être primitive.

10 **Le taux d'anticorps anti-épiderme est utile pour le diagnostic. À quoi peut-il également servir ?**

....

....

Question 1 (10 points)
Exactes : B-D-E.

Commentaires la pemphigoïde bulleuse n'est pas responsable d'érosions muqueuses contrairement au pemphigus. Lors d'une candidose buccale, il existe un dépôt blanchâtre, facilement détachable avec une curette, mais pas d'érosions.

Question 2 (8 points)
Exacte : C.

Commentaires le pemphigus profond donne classiquement des **bulles flasques, se rompant rapidement** (car plus superficielles que dans la pemphigoïde bulleuse), laissant place à des croûtes. **La peau péri-lésionnelle est saine**.

Question 3 (12 points)
Exacte : C.

Commentaires le diagnostic de nécrolyse épidermique toxique ne convient pas, l'évolution n'est pas assez rapide, il n'y a pas d'érythème « rouge sombre » autour des bulles et pas de grands décollements cutanés. La lésion élémentaire de la varicelle est une vésicule et non une bulle. Le pemphigus est une dermatose bulleuse auto-immune atteignant le sujet de 50 ans environ, non prurigineuse, avec atteinte des muqueuses.

Question 4 (11 points)
Exacte : A-B.

Commentaires **le signe de Nikolsky n'est pas spécifique du pemphigus** mais est très évocateur : c'est le fait de frotter la peau saine (et non pas la peau atteinte) avec le doigt et d'observer un décollement cutané. Contrairement à la pemphigoïde bulleuse, il n'y a **pas de prurit**. Il n'y a généralement pas de fièvre (sauf si complications infectieuses).

Question 5 (9 points)
Exactes : B-C.

Commentaires il n'y a aucune autre pathologie à évoquer devant un signe de Nikolsky.

Question 6 (13 points)
Exactes : C-D.

Commentaires lors d'un pemphigus, l'histologie met en évidence une **bulle intra-épidermique**. L'immunofluorescence directe (faite à partir d'une biopsie cutanée, sur la peau non bulleuse) met en évidence **un dépôt d'IgG et/ou C3 entre les kératinocytes** (aspect en « résilles »). La recherche d'anticorps anti-peau dans le sang par immunofluorescence indirecte met en évidence des **anticorps anti-desmosomes** (substance intercellulaire). La pemphigoïde bulleuse s'oppose point par point au pemphigus : sujet plus âgé (>75 ans), prurit, pas d'atteinte muqueuse, présence d'une bulle sous-épidermique (au niveau de la membrane basale), dépôts d'anticorps anti-membrane basale.

■ **Question 7** (10 points)

Exacte : D.

Commentaires **la corticothérapie générale à forte dose est le traitement de référence du pemphigus** profond. Selon les cas, on peut parfois y associer un immunosuppresseur afin de prescrire une dose plus faible de corticoïdes. Le Rituximab (anticorps monoclonal anti-CD20) n'est pas indiqué en première intention. Le traitement par corticothérapie locale n'est jamais indiqué, contrairement à la pemphigoïde bulleuse où il reste le traitement de première intention.

■ **Question 8** (12 points)

Exactes : B-D-E.

Commentaires Une anguillulose doit être éliminée avant toute corticothérapie générale à forte dose du fait du risque d'anguillulose maligne. Une forte corticothérapie par voie générale peut être responsable d'une **hypokaliémie,** justifiant **la surveillance régulière de la kaliémie** et la prescription de Diffu-K® (potassium per os). L'ostéoporose doit être prévenue par un régime riche en calcium et la réalisation d'une **ostéodensitométrie** pouvant justifier un traitement par biphosphonates.

■ **Question 9** (8 points)

Exactes : A-D.

Commentaires une croûte est une lésion élémentaire secondaire. Elle n'est jamais primitive. Elle peut être l'évolution d'une vésicule, d'une bulle, d'une pustule, d'une ulcération ou d'une érosion.

■ **Question 10** (7 points)

Exacte : pronostic.

Commentaires dans le pemphigus, le taux d'anticorps anti-épiderme est corrélé au risque de rechute. Un taux élevé ne doit pas faire arrêter le traitement. Ce n'est pas le cas pour les autres dermatoses bulleuses auto-immunes où il n'y a pas de lien entre le taux d'anticorps et le risque de rechute.

ITEMS

N° 110 Dermatose bulleuse touchant la peau et/ou les muqueuses externes.

RECOMMANDATIONS

Pemphigus, Protocole national de diagnostic et de soin, 2011.

ANTÉRIORITÉ

Concours internat Sud 2002 : QCM.

Dossier 27

Il fait chaud soudainement...

Énoncé

Mme R, 39 ans, consulte pour des « flushs » du visage, évoluant par paroxysmes depuis 5 ans. Elle n'a aucun antécédent particulier et ne prend aucun traitement. Depuis quelques mois, des lésions cutanées du visage sont apparues.

1 QRM **Quels sont les diagnostics à évoquer devant des flushs ?**

a. Lupus érythémateux cutané aigu.
b. Rosacée.
c. Sarcoïdose.
d. Mastocytose.
e. Syndrome carcinoïde.

☛ *Voir photo dossier 27, p. IV*

2 QRM **Décrire les lésions.**

a. Papules.
b. Pustules.
c. Nodules.
d. Télangiectasies.
e. Érythème.

3 QRU **Quel est le diagnostic ?**

a. Rosacée stade 1.
b. Rosacée stade 2.
c. Rosacée stade 3.
d. Acné.
e. Dermatite séborrhéique.

4 QRU **Quel examen complémentaire est indispensable ?**

a. Aucun.
b. Sérologie VIH.
c. Biopsie cutanée pour examen anatomo-pathologique.
d. Examen parasitologique direct et culture à la recherche du *Demodex*.
e. Facteurs anti-nucléaires afin d'éliminer un lupus érythémateux.

5 QRM **Elle revient 6 mois plus tard car l'évolution est défavorable. L'érythème est plus important. Il existe des papulo-pustules sur l'arête nasale et sur les zones malaires. Quels sont les arguments allant à l'encontre du diagnostic de lupus érythémateux aigu ?**

a. Aggravation après photo-exposition.
b. Flushs.
c. Présence de pustules.
d. Caractère finement squameux.
e. Présence de télangiectasies.

6 QRU **Quel est le traitement à prescrire ?**

a. Laser seul.
b. Acide fucidique par voie locale pendant 10 jours.
c. Pristinamycine per os pendant 10 jours.
d. Métronidazole topique.
e. Métronidazole per os.

7 QRU **Ce traitement est peu efficace, la dermatose s'étend. Quel autre traitement peut être prescrit ?**

a. Érythromycine locale.
b. Doxycycline per os.
c. β-bloquants.
d. Kétoconazole en crème.
e. Acitrétine.

8 QRM **Un traitement par doxycyline est finalement prescrit. Parmi les propositions suivantes, lesquelles sont justes ?**

a. La grossesse est formellement contre-indiquée.
b. Il n'y a pas de contre-indication à l'exposition solaire.
c. La pigmentation est un effet indésirable fréquent.
d. L'association avec les rétinoïdes systémiques peut être responsable d'une hypertension intracrânienne.
e. La sécheresse cutanéo-muqueuse est un effet indésirable fréquent.

9 QRU **Quelle est la complication possible de cette dermatose ?**

a. Association au lupus érythémateux très fréquente.
b. Syndrome de Kaposi-Juliusberg.
c. Kératite aiguë.
d. Cortico-dépendance.
e. Thromboses.

10 **Quel germe est impliqué dans la physiopathologie de la rosacée ?**

....

- **Question 1** (10 points)
Exactes : B-D-E.

Commentaires les « flushs » sont des sensations brutales de chaleur accompagnés d'une vasodilatation, donc d'un érythème. La rosacée est la cause la plus fréquente.

- **Question 2** (8 points)
Exactes : D-E.

Commentaires les télangiectasies sont des petites dilatations vasculaires (« couperose »).

- **Question 3** (10 points)
Exacte : B.

Commentaire la rosacée stade II se présente comme un **érythème** parsemé de **télangiectasies**, siégeant sur les **joues**, le **nez**, le **menton** et la **partie médiane du front**. Le stade III est la rosacée papulo-pustuleuse.

- **Question 4** (12 points)
Exacte : A.

Commentaires **aucun examen complémentaire** n'est justifié devant une rosacée, quelle que soit son importance.

- **Question 5** (10 points)
Exactes : B-C-E.

Commentaires en dehors des signes extra-cutanés, le lupus érythémateux aigu, contrairement à la rosacée, est finement squameux, plus œdémateux. Il n'y a pas de télangiectasies ni de pustules. L'évolution est aiguë et n'évolue pas par paroxysmes.

- **Question 6** (8 points)
Exacte : D.

Commentaires le **métronidazole topique est indiqué pour la rosacée stade III peu étendue**. Il est prescrit pour une durée de 3 mois. Il a un effet anti-inflammatoire. Il faut y associer l'éviction des facteurs déclenchants (alcool, chaleur...).

- **Question 7** (12 points)
Exacte : B.

Commentaires en cas d'échec du métronidazole topique ou en cas de rosacée stade III étendue d'emblée, **la doxycycline** à dose de 100 mg/j peut être prescrite, à visée anti-inflammatoire (et non pas à visée antibactérienne !). La durée minimum du traitement est de 3 mois. Les autres traitements n'ont aucune indication.

- **Question 8** (15 points)
Exactes : A-D.

Commentaires il est indispensable de prévenir la patiente que la grossesse n'est pas possible sous Doxycyline. L'association avec des rétinoïdes systémiques est contre-indiquée en raison de la survenue d'HTIC (bénigne).

■ **Question 9** (10 points)

Exacte : C.

Commentaires les complications oculaires à type de **kératites aiguës** sont exceptionnelles. La complication la plus fréquente est le **retentissement socio-psychologique**.

■ **Question 10** (5 points)

Exacte : demodex (folliculorum).

Commentaires ce parasite est impliqué dans la rosacée mais n'explique pas à lui seul cette maladie (probables anomalies vasculaires également).

ITEMS

N° 109 Dermatoses faciales : acné, rosacée, dermatite séborrhéique.

RECOMMANDATIONS

Rosacée, Collège des enseignants en dermatologie de France.

Dossier 28 *Petite bêtise de jeunesse ?*

Énoncé

Mlle R, 21 ans, se présente en consultation pour une lésion douloureuse de la vulve, apparue il y a 2 jours, accompagnée d'algies pelviennes et de brûlures mictionnelles. Elle n'a aucun antécédent et ne prend aucun traitement. Elle rapporte avoir eu des rapports sexuels non protégés il y a 1 semaine. La température est à 38,4 °C.

1 QRM **Quelles sont les causes d'érosion génitale parmi les propositions suivantes ?**

a. Infection à *Chlamydia trachomatis*.
b. Primo-infection VIH.
c. Candidose.
d. Maladie de Crohn.
e. Herpès génital.

☛ *Voir photo dossier 28, p. XI*

2 QRU **Décrire les lésions.**

a. Chancre à fond propre, non inflammatoire, bien limité.
b. Érosions à contours polycycliques, à fond fibrineux.
c. Vésicules en bouquet sur fond érythémateux.
d. Croûtes méllicériques.
e. Papules papillomateuses.

3 QRU **Quel est le diagnostic ?**

a. Primo-infection VIH.
b. Chancre syphilitique.
c. Syphilides érosives.
d. Primo-infection herpétique génitale.
e. Condylomes.

4 QRM **L'examen clinique est en faveur d'une primo-infection herpétique génitale. Comment se présente-t-il ?**

a. Dans la majorité des cas, la primo-infection est très bruyante cliniquement.
b. La lésion élémentaire est une pustule.
c. La lésion élémentaire est une vésicule, laissant rapidement place à une érosion.
d. Le caractère polycyclique est très évocateur.
e. Il n'y a jamais d'atteinte cutanée, seule la muqueuse génitale est atteinte.

5 QRU **Quel examen complémentaire prescrivez-vous pour confirmer le diagnostic ?**

a. Aucun.
b. PCR HSV à partir de la sérosité d'une vésicule ou d'une érosion.
c. Sérologie HSV à 15 jours d'intervalle.
d. PCR VZV à partir de la sérosité d'une vésicule ou d'une érosion.
e. Immunofluorescence directe à partir d'une vésicule ou d'une érosion.

6 QRM **Quels autres examens complémentaires sont à prescrire ?**

a. Aucun.
b. Sérologie VIH.
c. Examen direct au microscope à fond noir à partir de la sérosité d'une vésicule.
d. PCR *Chlamydia trachomatis* sur 1er jet d'urines.
e. TPHA-VDRL.

7 QRM **Quel est le traitement ?**

a. Uniquement symptomatique sans antiviraux : antalgiques de palier 1.
b. Pristinamycine per os.
c. Antiseptiques locaux.
d. Acide fusidique en crème.
e. Valaciclovir per os pendant 10 jours.

8 QRU **L'évolution clinique est favorable. Elle revient consulter 6 mois après pour un nouvel épisode d'herpès génital, plus discret. Quels examens complémentaires sont à prescrire à but diagnostique ?**

a. Aucun.
b. PCR HSV à partir de la sérosité d'une vésicule ou d'une érosion.
c. Sérologie HSV à 15 jours d'intervalle.
d. PCR VZV à partir de la sérosité d'une vésicule ou d'une érosion.
e. Immunofluorescence directe à partir d'une vésicule ou d'une érosion.

9 QRU **Quel est le traitement ?**

a. Uniquement symptomatique : antalgiques de palier 1.
b. Pristinamycine per os.
c. Acide fusidique en crème.
d. Aciclovir en crème.
e. Valaciclovir per os pendant 10 jours.

10 QRU **Dans quel cas un traitement préventif des récurrences peut-il être prescrit ?**

a. Il n'est jamais indiqué.
b. Après la 2e récurrence.
c. En cas de plus de 6 poussées/an.
d. Retentissement sur la qualité de vie.
e. En cas de grossesse avec antécédent d'un épisode d'herpès génital.

■ **Question 1** (10 points)
Exactes : B-D-E.

Commentaires les infections à *Chlamydia trachomatis* peuvent être responsables d'urétrite avec parfois une méatite, mais il n'y a pas d'érosion (en dehors du cas de la lymphogranulomatose vénérienne). Le psoriasis muqueux, rare, donne une petite plaque érythémateuse, mais non érosive. La maladie de Crohn peut être responsable d'ulcérations muqueuses (« en coups de couteau »), souvent accompagnées chez la femme d'un œdème des grandes lèvres très important. La nécrolyse épidermique toxique est également responsable d'érosions muqueuses, mais il faudrait un tableau plus sévère sur le plan général pour l'évoquer.

■ **Question 2** (5 points)
Exacte : B.

■ **Question 3** (10 points)
Exacte : D.

Commentaires photo typique. C'est le premier diagnostic à évoquer devant des lésions douloureuses, érosives et à contours polycycliques.

■ **Question 4** (10 points)
Exactes : C-D.

Commentaires **dans 90 % des cas environ, la primo-infection herpétique est asymptomatique**. La lésion élémentaire de l'herpès est la **vésicule**. Cependant, sur les muqueuses, elles sont rarement visibles car elles laissent place très rapidement à des **érosions** douloureuses. Le **caractère polycyclique** est en effet très évocateur du diagnostic d'herpès. Il est fréquent d'observer une atteinte cutanée associée à l'atteinte muqueuse.

■ **Question 5** (15 points)
Exacte : B.

Commentaires **devant une primo-infection herpétique génitale, il est indispensable de confirmer le diagnostic chez la femme en âge de procréer** (pas lors des récurrences). Les autres indications sont : doute diagnostique, forme grave, patient immunodéprimé.

■ **Question 6** (10 points)
Exactes : B-D-E.

Commentaires devant un herpès génital (ou des rapports sexuels non protégés sans lésion clinique), il faut pratique un bilan d'IST (afin de rechercher une IST associée chez un patient ayant des rapports non protégés) **: sérologie VIH** (en tenant compte du délai : la sérologie VIH est négative initialement), **sérologie hépatite B, TPHA-VDRL, PCR *Chlamydia trachomatis* sur 1er jet d'urines, recherche du gonocoque** par examen direct et culture à partir d'un écouvillonnage urétral. La gale doit être considérée comme une IST, cependant en l'absence de prurit il n'est pas justifié de rechercher un sarcopte. L'examen au microscope à fond noir ne s'envisage que devant une érosion/ulcération génitale évocatrice de chancre syphilitique ou bien quand les autres IST ont été éliminées (donc pas devant un herpès génital typique).

■ **Question 7** (12 points)

Exactes : C-E.

Commentaires le traitement de la **primo-infection herpétique** (cliniquement symptomatique), génitale ou orale, repose sur le **valaciclovir per os** (ou aciclovir IV en cas de gravité), chez l'homme comme chez la femme.

■ **Question 8** (10 points)

Exacte : A.

Commentaires **devant une récurrence herpétique, la recherche du virus par PCR n'est pas justifiée** : le diagnostic est clinique, sauf en cas de gravité.

■ **Question 9** (10 points)

Exacte : A.

Commentaires **le traitement antiviral n'est pas justifié devant une récurrence herpétique sans gravité**. Par ailleurs l'aciclovir en crème n'a jamais démontré son efficacité : il ne doit pas être prescrit.

■ **Question 10** (8 points)

Exactes : C-D.

Commentaires en cas de **plus de 6 poussées d'herpès par an**, il est possible de prescrire un **traitement préventif** au « long cours ». Les modalités de ce traitement ne sont pas consensuelles et ne sont donc pas à connaître.

ITEMS

N° 164 Infections à herpès virus du sujet immunocompétent.

RECOMMANDATIONS

Conférence de consensus : prise en charge de l'herpès cutanéo-muqueux chez le sujet immunocompétent, 2001.

ANTÉRIORITÉ

Concours internat Nord 1996, 1997, 1998, 2002 : QCM.
Concours internat Sud 1996, 1999, 2001, 2002, 2003 : QCM.
Concours internat Sud 1996 : cas clinique.

Dossier 29

Gros bouton chez une petite fille

Énoncé

M. et Mme U amènent en consultation leur fille, âgée de 1 mois, pour une lésion de la tempe droite apparue dans la deuxième semaine de vie, absente à la naissance. Elle est née à terme. Mme U, 32 ans, a une rhinite allergique pour laquelle elle prend occasionnellement un antihistaminique. M. U 37 ans, n'a aucun antécédent.

☛ *Voir photo dossier 29, p. XIV*

1 QRU **Décrire la lésion.**

a. Tuméfaction d'allure angiomateuse, bien limitée.
b. Papule érythémateuse.
c. Ulcération bourgeonnante, infiltrée.
d. Macule érythémateuse non infiltrée.
e. Gommes.

2 QRU **Quel est le diagnostic ?**

a. Angiome plan.
b. Angiosarcome.
c. Sarcome de Kaposi.
d. Hémangiome.
e. Angiome stellaire.

3 QRM **Quels sont les arguments en faveur de ce diagnostic ?**

a. Absence de la lésion à la naissance.
b. Terrain atopique familial.
c. Absence de souffle à l'auscultation.
d. Présence d'un thrill à la palpation.
e. Caractère infiltré.

4 QRU **Quel examen complémentaire doit être prescrit ici ?**

a. Aucun.
b. Écho-Doppler veineux du membre supérieur.
c. Écho-Doppler artériel du membre supérieur.
d. Angio-IRM.
e. Exérèse totale pour examen anatomo-pathologique.

5 QRM **Quels arguments auraient été en faveur du diagnostic de malformation veineuse ?**

a. Présence d'un souffle à l'auscultation.
b. Absence de thrill à la palpation.
c. La lésion se vide à la surélévation du membre.
d. Topographie : extrémités.
e. Association à un lymphœdème des membres inférieurs.

6 QRM **Quels arguments auraient été en faveur du diagnostic d'angiome plan ?**

a. Présent à la naissance.
b. En relief.
c. Disparition à l'adolescence dans la majorité des cas.
d. Pulsatile à la palpation.
e. Même température que la peau normale.

7 QRU **Quel est le traitement de l'hémangiome dans le cas présent ?**

a. Aucun.
b. Inhibiteurs calciques.
c. β-bloquants.
d. Exérèse chirurgicale.
e. Corticothérapie orale.

8 QRM **Quelles informations doivent être données aux parents concernant l'hémangiome ?**

a. Dans la majorité des cas, il existe une régression totale.
b. Il y aura obligatoirement une cicatrice inesthétique.
c. S'ils souhaitent avoir un autre enfant, celui-ci aura un risque élevé d'avoir ce type de lésion.
d. Une surveillance trimestrielle est nécessaire.
e. C'est une lésion bénigne.

9 QRU **Quelle est la complication la plus fréquente de l'hémangiome ?**

a. Syndrome de Kaposi-Juliusberg.
b. Ulcération.
c. Thrombose.
d. Dégénérescence en angiosarcome.
e. Risque plus élevé d'avoir des angiomes plans à l'adolescence.

10 QRU **Quel est le traitement de référence pour les formes à risque de complication ?**

a. Inhibiteurs calciques.
b. β-bloquants.
c. Exérèse chirurgicale.
d. Corticothérapie orale.
e. Dermocorticoïdes.

■ **Question 1** (5 points)
Exacte : A.

■ **Question 2** (10 points)
Exacte : D.

Commentaires l'angiome plan est congénital, contrairement à l'hémangiome. Les angiomes stellaires sont beaucoup plus petits, en forme d'étoile et sont surtout observables chez l'adulte.

■ **Question 3** (15 points)
Exactes : A-C.

Commentaires **l'hémangiome est absent à la naissance**, il **apparaît classiquement dans les premiers jours de vie**, augmente rapidement de taille dans les premiers mois de vie, se stabilise, puis régresse (durée variable, de 2 à 12 ans). Il n'est ni pulsatile ni induré. Il n'y a **pas de souffle** à l'auscultation (contrairement aux malformations artério-veineuses).

■ **Question 4** (10 points)
Exacte : A.

Commentaires **le diagnostic de l'hémangiome est clinique, aucun examen complémentaire ne doit être prescrit**. En cas de doute (tumeur maligne, suspicion d'atteinte profonde... rare en pratique), l'écho-Doppler est l'examen de première intention.

■ **Question 5** (10 points)
Exactes : B-C-D.

Commentaires la malformation veineuse, beaucoup plus rare que l'hémangiome, doit être évoquée devant des tuméfactions ressemblant à des varices, bleutées, se vidant à la pression ou à la surélévation du membre, non indurée et se gonflant lors des efforts ou des pleurs.

■ **Question 6** (10 points)
Exactes : A-E.

Commentaires les angiomes plans sont congénitaux, se présentent comme des « tâches » (donc non en relief), et n'ont pas tendance à disparaître spontanément.

■ **Question 7** (15 points)
Exacte : A.

Commentaires **devant un hémangiome non compliqué, aucun traitement ne doit être entrepris**, l'hémangiome régressant en quelques années. En cas de localisation à risque (palpébrale avec risque d'amblyopie etc.), un traitement par **propanolol** peut être débuté, après discussion collégiale dans un centre spécialisé.

■ **Question 8** (10 points)
Exacte : A-E.

Commentaires les parents, souvent effrayés, doivent être rassurés quant à la nature bénigne de l'hémangiome.

- **Question 9** (10 points)

  Exacte : B.

  Commentaires en cas d'ulcération, l'enfant devient grognon. Localement, il existe un saignement fréquent. Le traitement repose uniquement en l'application d'antiseptiques et d'un pansement protecteur (hors complications).

- **Question 10** (5 points)

  Exacte : B.

  Commentaire la molécule de référence est le propranolol. Le mécanisme d'action exact n'est pas connu.

ITEMS

N° 111 Hémangiomes et malformations vasculaires cutanées.

RECOMMANDATIONS

Angiomes cutanés, Collège des enseignants en dermatologie de France.

Dossier 30

Vaccinez-vous, qu'ils disaient

Énoncé

M. P, 20 ans, se présente aux urgences pour une éruption cutanée fébrile. Il est étudiant en droit. Il a débuté un traitement par Augmentin® (amoxicilline-acide clavulanique) il y a 4 jours pour une sinusite aiguë. Il a voyagé dans le sud de la France il y a 2 semaines. À l'examen clinique, en dehors de l'éruption, il existe des petites adénopathies cervicales. À la palpation, les lésions cutanées sont en relief.

Voir photo dossier 30, p. XVI

1 QRU **Décrire l'éruption.**

a. Exanthème maculo-papuleux avec intervalles de peau saine.
b. Exanthème constitué de macules rose pâle, avec intervalles de peau saine.
c. Nappes érythémateuses rouge vif avec desquamation secondaire.
d. Maculo-papules purpuriques, non nécrotiques.
e. Vésicules ombiliquées.

2 QRU **Quel est le diagnostic sémiologique ?**

a. Érythrodermie.
b. Exanthème roséoliforme.
c. Exanthème morbilliforme.
d. Exanthème scarlatiniforme.
e. Purpura thrombopénique.

3 QRM **Quelles sont les principales hypothèses diagnostiques à évoquer ?**

a. Roséole syphilitique.
b. Primo-infection VIH.
c. Rougeole.
d. Fièvre typhoïde.
e. Toxidermie.

4 QRM **Quels seraient les arguments en faveur d'une toxidermie morbilliforme ?**

a. Prurit.
b. Lymphopénie.
c. Pas d'atteinte muqueuse.
d. Cytolyse hépatique.
e. Polymorphisme lésionnel.

5 QRM **Au terme de l'examen clinique, le diagnostic d'une rougeole est très probable. Quelles affirmations sont justes ?**

a. Si le patient avait reçu 1 seule dose du vaccin contre la rougeole, alors cette hypothèse diagnostique était à exclure.
b. Le signe de Köplick est pathognomonique mais inconstant.
c. Un œdème du visage est très fréquent.
d. Une hyperhémie conjonctivale est fréquente.
e. L'exanthème est constitué de lésions polymorphes.

6 QRU **Parmi les examens suivants, lequel permet de confirmer le diagnostic en 24 h ?**

a. Sérologie.
b. Biopsie cutanée avec examen anatomo-pathologique.
c. Biopsie cutanée pour culture virale.
d. PCR à partir d'un prélèvement salivaire.
e. PCR sanguine.

7 QRM **Concernant une biopsie cutanée, quelles affirmations sont justes ?**

a. Elle n'a aucun intérêt dans le cas présent.
b. Elle peut confirmer une rougeole.
c. Elle ne peut pas confirmer une toxidermie morbilliforme.
d. Elle est systématiquement réalisée devant un exanthème morbilliforme.
e. Si l'hypothèse diagnostique principale était une primo-infection VIH, elle serait indiquée.

8 QRU **Quelle atteinte viscérale potentiellement grave est à rechercher immédiatement ?**

a. Hépatite fulminante.
b. Pneumopathie aiguë.
c. Insuffisance rénale aiguë
d. Perforation digestive.
e. Pancréatite aiguë.

9 QRU **Quel est le traitement ?**

a. Administrer la 2e dose du vaccin anti-rougeole si ça n'a jamais été le cas.
b. Anti-inflammatoires non stéroïdiens.
c. Paracétamol 1 gr toutes les 6 h.
d. Immunoglobulines intra-veineuses.
e. Aciclovir IV pendant 7 jours.

10 QRU **Quel est le schéma vaccinal de la rougeole chez le nourrisson ?**

a. 1 seule dose à 12 mois.
b. 1 dose à 2 mois, 2e dose à 12 mois.
c. 1 dose à 12 mois, 2e dose entre 16 et 18 mois.
d. 1 dose à 2, 4 et 6 mois.
e. 1 dose à 12 mois, 2e dose à 6 ans.

- **Question 1** (10 points)
  Exacte : A.

- **Question 2** (10 points)
  Exacte : C.

  Commentaires l'exanthème roséoliforme est constitué de macules (donc non palpables) rosées, très discrètes.

- **Question 3** (10 points)
  Exactes : B-C-E.

  Commentaires les causes les importantes à évoquer devant un exanthème morbilliforme sont : la **primo-infection VIH**, la **rougeole** et autres **viroses** (parvovirus B19, mononucléose infectieuse etc.) et une **toxidermie** de type exanthème maculo-papuleux.

- **Question 4** (18 points)
  Exactes : A-C-E.

- **Question 5** (12 points)
  Exactes : B-D.

  Commentaires le **signe de Köplick est pathognomonique de la rougeole** (taches ardoisées sur la muqueuse jugale en regard des prémolaires supérieures), mais précède généralement l'exanthème et n'est donc pas visible lors de l'examen clinique. Un **catarrhe oculo-nasal** est aussi fréquent. Devant un exanthème morbilliforme, des lésions monomorphes sont évocatrices de virose, tandis que des lésions polymorphes doivent faire évoquer une toxidermie.

- **Question 6** (15 points)
  Exacte : D.

  Commentaires le diagnostic de rougeole est « officiellement » clinique, cependant pour la déclaration obligatoire de la maladie, une confirmation biologique est le plus souvent demandée. La **sérologie** est un excellent examen, cependant elle ne permet pas de confirmer le diagnostic rapidement. La **PCR salivaire** est le meilleur examen.

- **Question 7** (8 points)
  Exacte : A-C.

  Commentaires devant un exanthème morbilliforme, elle n'a que peu d'intérêt car elle ne permet pas de trouver la cause. C'est également le cas devant un exanthème scarlatiniforme et roséoliforme.

- **Question 8** (7 points)
  Exacte : B.

  Commentaires la rougeole peut être responsable d'une **pneumopathie avec surinfection bactérienne secondaire**, qu'il faut rechercher systématiquement.

- **Question 9** (12 points)
  Exacte : C.

  Commentaires le **traitement de la rougeole est uniquement symptomatique**, la fièvre étant très élevée. Il n'existe aucun traitement antiviral curatif. La meilleure prévention reste la **vaccination** (chez le nourrisson, 2 doses : une à 12 mois et l'autre entre 16 et 18 mois).

- **Question 10** (8 points)
  Exacte : C.

ITEMS

N° 112 Exanthème et érythrodermie de l'adulte et de l'enfant.
N° 143. Vaccinations.

RECOMMANDATIONS

Maladies éruptives de l'enfant, Collège des enseignants en dermatologie de France.

ANTÉRIORITÉ

Concours internat Sud 2001 : QCM.

Dossier 31

Ça brûle !

Énoncé

M. Y, 47 ans, consulte pour une éruption cutanée apparue il y a environ 3 jours, non prurigineuse. Il a eu il y a 5 ans une urétrite aiguë. Il est célibataire sans enfant. Il prend occasionnellement du Lexomil® le soir. Il a régulièrement des rapports sexuels non protégés. Il y a 2 semaines, il décrit une éruption cutanée du tronc, très discrète, constituée de « taches roses » éparses, ayant disparu en quelques jours. L'éruption actuelle atteint le tronc, la racine des membres, les paumes et les plantes.

1 QRU **Quel est le diagnostic sémiologique de la première éruption ?**

a. Exanthème morbilliforme.
b. Exanthème roséoliforme.
c. Exanthème scarlatiniforme.
d. Éruption urticarienne.
e. Éruption eczématiforme.

2 QRM **Quelles sont les causes à évoquer devant ce type d'éruption en général ?**

a. Fièvre typhoïde.
b. Syphilis secondaire.
c. Rougeole.
d. Mononucléose infectieuse.
e. Urticaire médicamenteuse.

☛ *Voir photo dossier 31, p. XII*

3 QRU **Décrivez les lésions actuelles.**

a. Papules érythémateuses foncées, avec collerette desquamative périphérique.
b. Papules œdémateuses, érythémateuses, bien limitées.
c. Vésicules reposant sur un érythème à bordures émiettées.
d. Nodules sous-cutanés érythémateux.
e. Maculo-papules purpuriques, infiltrées, nécrotiques.

4 QRU **Quel est le diagnostic le plus probable ?**

a. Fièvre typhoïde.
b. Primo-infection VIH.
c. Toxidermie bénigne.
d. Syphilis secondaire.
e. Mononucléose infectieuse.

5 QRM **Dans la phase secondaire de la syphilis, quelles peuvent être les manifestations cliniques ?**

a. Exanthème roséoliforme.
b. Papules palmo-plantaires.
c. Exanthème scarlatiniforme.
d. Éruption acnéiforme du visage.
e. Vésicules reposant sur un érythème suintant.

6 QRM **Quels examens complémentaires peuvent confirmer ce diagnostic de syphilis secondaire ?**

a. Biopsie cutanée d'une lésion pour examen anatomo-pathologique.
b. Hémoculture.
c. TPHA-VDRL sanguin.
d. Examen au microscope à fond soir d'une sérosité d'une lésion ulcérée.
e. Immunofluorescence directe à partir d'une biopsie cutanée.

7 QRM **Quels autres examens complémentaires sont à prescrire devant cette syphilis secondaire ?**

a. Charge virale VIH.
b. Sérologie hépatite B.
c. PCR *Chlamydia trachomatis* sur 1er jet d'urines.
d. Examen ophtalmologique.
e. Ponction lombaire pour examen bactériologique.

8 QRU **Quel est le traitement dans le cas présent ?**

a. Doxycycline per os pendant 15 jours.
b. Extencilline® une seule injection IM.
c. Extencilline® 3 injections à 1 semaine d'intervalle.
d. Pénicilline G IV pendant 14 jours.
e. Ceftriaxone en une injection IM unique.

9 QRU **Quel critère va affirmer la guérison ?**

a. Disparition complète des lésions cutanéo-muqueuses.
b. Taux d'IgG spécifiques élevés.
c. TPHA négatif.
d. VDRL quantitatif négatif à 2 ans.
e. VDRL qualitatif négatif.

10 QRU **Trois heures après l'administration du traitement antibiotique, le patient se plaint d'un syndrome pseudo-grippal. La température est à 38,4 °C. Quelles affirmations sont justes ?**

a. Il s'agit d'une allergie, le traitement sera définitivement contre-indiqué.
b. Il y a un doute sur l'origine allergique : des prick-tests sont indiqués.
c. Il s'agit d'une réaction d'Herxheimer bénigne : le traitement n'est pas contre-indiqué.
d. Il s'agit probablement d'une maladie sérique : il faut prescrire une faible corticothérapie générale.
e. Il s'agit de l'évolution naturelle de la maladie, qui n'a rien à voir avec le traitement administré.

Question 1 (8 points)

Exactes : B.

Commentaires l'exanthème **roséoliforme** est constitué de **macules couleur « rose pâle »,** assez discrètes (elles peuvent parfois passer inaperçues), avec **intervalles de peau saine**, atteignant essentiellement **le tronc** et la racine des membres.

Question 2 (8 points)

Exactes : A-B.

Indispensable : B.

Commentaires devant un exanthème roséoliforme chez l'adulte, sans autres signes associés, il faut évoquer en priorité une **syphilis secondaire** (roséole syphilitique ou 1re éruption), une **primo-infection VIH.** Si le contexte est évocateur (fièvre, diarrhées, retour de voyage...), il faudra également évoquer une fièvre typhoïde. Chez l'enfant, les premiers diagnostics à évoquer sont la roséole (en cas de fièvre élevée 1 ou 2 jours avant) et la rubéole.

Question 3 (10 points)

Exacte : A.

Commentaires les **syphilides** (2e éruption de la syphilis secondaire, suivant le plus souvent la roséole syphilitique, mais pas obligatoirement) sont des **papules** de couleur « **brun cuivré** », prédominant sur le tronc et surtout sur les **paumes et les plantes** (le diagnostic est alors très évocateur). La célèbre **collerette de Bieth**, **desquamation périphérique** autour de la papule, est très évocatrice mais inconstante.

Question 4 (10 points)

Exacte : D.

Commentaires la présence d'un chancre syphilitique antérieur (syphilis primaire) n'est pas indispensable pour retenir le diagnostic de syphilis secondaire.

Question 5 (5 points)

Exactes : A-B-D.

Commentaires la syphilis peut se manifester sous forme de très nombreux signes cliniques, parfois peu « classiques ».

Question 6 (12 points)

Exactes : C-D.

Commentaires lors d'une syphilis primaire, le diagnostic est confirmé par l'examen de la sérosité du chancre au microscope à fond noir, le TPHA-VDRL étant généralement négatif à ce stade. Lors d'une **syphilis secondaire**, le diagnostic est confirmé par le **TPHA-VDRL** sanguin, ou bien par **l'examen au microscope à fond noir d'une sérosité d'une syphilide** ulcérée ou d'une syphilide muqueuse. Il est également possible de faire une PCR treponema pallidum à partir d'une biopsie cutanée, mais cet examen n'est jamais réalisé en routine.

Question 7 (12 points)

Exactes : B-C-D.

Indispensables : B-C-D.

Inadmissible : E.

Commentaires à ce stade, il faut : premièrement, rechercher une atteinte viscérale de la syphilis secondaire. En l'absence d'orientation clinique, **il faut systématiquement demander un examen ophtalmologique** (uvéite antérieure, atteinte rétinienne...) même en l'absence de plaintes de la part du patient. En cas d'atteinte ophtalmologique, la ponction lombaire s'impose (elle n'est pas nécessaire dans le cas contraire). Deuxièmement, il faut **rechercher d'autres IST associées** : sérologie hépatite B, sérologie VIH, PCR chlamydia trachomatis sur 1er jet d'urines et recherche du gonocoque (écouvillon urétral puis examen direct et culture sur milieux spéciaux), **même en l'absence de plaintes fonctionnelles.**

- **Question 8** (15 points)

Exacte : B.

Commentaires le traitement d'une **syphilis précoce** (syphilis primaire, secondaire ou latente de moins d'un an) repose sur **l'Extencilline® (pénicilline G retard) en intramusculaire, une injection** unique de 2,4 millions d'UI. Le traitement de la syphilis tardive (tertiaire, latente de plus d'un an ou non datable) repose sur 3 injections à une semaine d'intervalles (hors programme, donc à ne pas prescrire à l'ECN !). À noter que le traitement de la syphilis chez un sujet VIH est identique à celui d'un sujet non VIH.

- **Question 9** (10 points)

Exacte : D.

Commentaires écrire « TPHA-VDRL » n'est pas assez précis. Il faut demander le suivi du **VDRL quantitatif** car il est le seul à se négativer, le TPHA restant la plupart du temps faiblement positif même après guérison. **Le VDRL quantitatif doit être négatif à 1 an en cas de syphilis primaire et négatif à 2 ans en cas de syphilis secondaire.**

- **Question 10** (10 points)

Exacte : C.

Commentaires la réaction d'Herxheimer est secondaire à la lyse des tréponèmes après administration du traitement antibiotique. Elle se manifeste par un syndrome pseudo-grippal quelques heures après l'injection. Ce n'est pas une allergie, le traitement ne doit pas être contre-indiqué, il faut simplement prescrire des antipyrétiques. Une allergie (IgE médiée) serait quasi-immédiate (dans les minutes suivant le traitement) et se manifesterait par une urticaire aiguë et/ou un choc anaphylactique ou œdème de Quincke.

ITEMS

N° 158 Infections sexuellement transmissibles (IST) : gonococcies, chlamydioses, syphilis, papillomavirus humain (HPV), trichomonose.

ANTÉRIORITÉS

Concours internat Nord 1996, 1997, 1998, 1999, 2000, 2002, 2003 : QCM (syphilis).
Concours internat Sud 1997, 1998 : QCM (syphilis).
ECN 2009 (syphilis).

RECOMMANDATIONS

Syphilis, Collège des enseignements en dermatologie de France.

Dossier 32 Un bobo qui évolue mal

Énoncé

Mme O, 72 ans, se présente pour une plaie de la jambe droite apparue il y a 2 semaines. Cette patiente, en excellent état général, a comme antécédents une HTA depuis 25 ans, traitée par un inhibiteur calcique ; une coxarthrose qui a nécessité une prothèse de hanche il y a 5 ans, une dyslipidémie traitée par statines et un stripping de varices il y a 20 ans. Elle n'a pas d'intoxication alcoolo-tabagique. Il y a environ 3 semaines, elle s'est cogné la jambe droite sur une table. Très rapidement est apparu un « hématome » très douloureux, qui s'est secondairement ulcéré. Les pouls périphériques sont tous perçus.

☛ *Voir photo dossier 32, p. III*

1 QRU **Décrivez la lésion.**

a. Érosion superficielle.
b. Ulcération superficielle, nécrotique, avec livédo péri-lésionnel.
c. Ulcération superficielle, exsudative, fibrineuse, avec présence d'une dermite ocre.
d. Ulcération suspendue, à l'emporte-pièce, profonde, avec exposition tendineuse.
e. Ulcération torpide, nécrotique, profonde.

2 QRU **Quel est le diagnostic ?**

a. Ulcère artériel.
b. Ulcère veineux.
c. Ecthyma gangréneux.
d. Angiodermite nécrotique.
e. Escarre stade 3.

3 QRU **Le diagnostic retenu est finalement une angiodermite nécrotique. Comment expliquer la présence des pouls périphériques ?**

a. Il est nécessaire d'examiner à nouveau la patiente.
b. Il existe très probablement une médiacalcose.
c. C'est une pathologie de la microcirculation et non une artériopathie des membres inférieurs.
d. L'inhibiteur calcique a permis le développement d'une collatéralité.
e. Il s'agit d'une pathologie embolique dans les petits vaisseaux

4 QRU **Concernant les IPS (index de pression systolique), quelles propositions sont justes ?**

a. Il n'est pas nécessaire de les prendre car le diagnostic est clinique ici.
b. Ils peuvent confirmer une insuffisance veineuse.
c. Ils seront probablement compris entre 0,9 et 1,3.
d. Ils seront certainement supérieurs à 1,3.
e. Ils seront certainement compris entre 0,7 et 0,9.

5 QRU **Quel examen complémentaire doit être prescrit ?**

a. Aucun.
b. Biopsie cutanée pour examen anatomo-pathologique.
c. Écouvillonnage de l'ulcération pour examen bactériologique direct et culture.
d. Écho-Doppler artériel des membres inférieurs.
e. Écho-Doppler veineux des membres inférieurs.

6 QRM **Quel est le traitement local ?**

a. Désinfection avec un antiseptique doux.
b. Nettoyage à l'eau et au savon.
c. Laisser la nécrose en place.
d. Détersion de la nécrose.
e. Laisser sécher à l'air libre.

7 QRM **Quelles sont les mesures associées ?**

a. Il faut discuter un geste chirurgical de revascularisation artérielle.
b. Il faut proposer un traitement chirurgical de l'incontinence veineuse superficielle.
c. Mettre à jour la vaccination antitétanique.
d. L'équilibre de la tension artérielle est indispensable.
e. La greffe en pastilles est un excellent traitement de cette pathologie.

8 QRM **Il est décidé de prescrire un morphinique, l'EVA étant à 9/10. Quelles affirmations sont justes ?**

a. Une diarrhée secondaire est très fréquente.
b. Une confusion est possible chez les personnes âgées.
c. Le myosis signe le surdosage en morphine.
d. Elle doit obligatoirement être prescrite sur une ordonnance sécurisée.
e. Les inter-doses peuvent correspondre à 1/6e de la dose de fond.

9 QRU

Quel autre diagnostic peut se discuter devant une ulcération d'apparition rapide avec un livedo et un purpura péri-lésionnels ?

a. Gomme syphilitique.
b. Mycobactérie.
c. Pathomimie.
d. Ulcère veineux.
e. Vascularite.

10 QRU

La tension artérielle de la patiente étant mal équilibrée, il est décidé de la traiter par bithérapie en ajoutant un inhibiteur de l'enzyme de conversion. Quelle affirmation est juste ?

a. Ce n'est pas possible, ce traitement est formellement contre-indiqué en association avec un inhibiteur calcique.
b. Il existe un risque non négligeable d'hypercalcémie.
c. Il y a un risque d'insuffisance rénale aiguë en cas de sténose bilatérale des artères rénales.
d. En cas de maladie de Raynaud sous-jacente, celle-ci risque de s'aggraver.
e. Ce traitement est fréquemment responsable d'œdème des membres inférieurs.

Question 1 (8 points)
Exacte : B.

Commentaires aspect typique, avec livédo et purpura péri-lésionnel (aspect en maille, violacé autour de l'ulcère).

Question 2 (8 points)
Exacte : D.

Commentaires l'escarre est par définition située sur un point d'appui, avec un contexte toujours évident (alitement etc.). L'ulcère veineux n'est jamais nécrotique, n'est pas situé sur la face antéro-externe de jambe, il n'y a pas de livédo péri-lésionnel. La localisation correspondrait bien à un ulcère artériel, mais il serait plus profond, moins nécrotique, et les pouls ne seraient pas perçus.

Question 3 (12 points)
Exacte : C.

Commentaires l'angiodermite nécrotique est due à une artériolosclérose favorisée par l'HTA (donc une atteinte de la microcirculation et non pas à une athérosclérose des axes artériels principaux). Les pouls sont donc toujours perçus. Si ce n'est pas le cas, alors une artériopathie oblitérante des membres inférieurs est associée.

Question 4 (10 points)
Exacte : C.
Inadmissibles : A-B.

Commentaires **les IPS sont obligatoires devant tout ulcère de jambe**, quelle que soit la clinique. Attention à ne pas faire de mauvaise interprétation : un IPS « normal » **entre 0,9 et 1,3** ne signe pas l'ulcère veineux mais est en faveur de l'absence de **participation artérielle**.

Question 5 (12 points)
Exacte : E.

Commentaires comme **devant tout ulcère de jambe, l'écho-Doppler veineux des membres inférieurs est systématique.** Il n'y a logiquement pas d'insuffisance veineuse devant une angiodermite nécrotique mais l'insuffisance veineuse est très fréquente et susceptible de retarder la cicatrisation d'une angiodermite. Puisqu'il n'y a aucun signe d'AOMI (pouls perçus, IPS normaux), l'écho-Doppler artériel des membres inférieurs n'est pas indiqué. La biopsie cutanée d'un ulcère ne s'envisage que devant un ulcère suspect, bourgeonnant, faisant craindre une dégénérescence en carcinome épidermoïde, ou bien après 1 an non de cicatrisation. Les prélèvements bactériologiques ne doivent pas être réalisés de façon systématique.

Question 6 (15 points)
Exactes : B-D.
Inadmissibles : A-C-E.

Commentaires le traitement local est globalement le même qu'un ulcère veineux (à l'exception de la nécrose, absence lors d'un ulcère veineux). La première étape est le **nettoyage de l'ulcère, à l'eau et au savon, jamais avec des antiseptiques** (même en cas d'écoulement sale). **La détersion** consiste à enlever la fibrine et la nécrose à l'aide d'un bistouri ou d'une curette. Il faudra ensuite appliquer un **pansement et des bandes de contention** (même en l'absence d'insuffisance veineuse évidente). Les soins doivent être très doux, l'angiodermite nécrotique étant très douloureuse.

■ **Question 7** (10 points)
Exactes : C-D-E.
Indispensables : C-D.
Inadmissible : A.

Commentaires **l'HTA doit être équilibrée** (principale responsable des lésions d'artériolosclérose), il faudra prescrire des **antalgiques** (palier 1 insuffisant dans la grande majorité des cas). Comme devant toute plaie, il faut mettre la **vaccination antitétanique** à jour. La **greffe cutanée en pastilles** est un excellent traitement de l'angiodermite nécrotique (effet antalgique et diminue le temps de cicatrisation).

■ **Question 8** (12 points)
Exactes : B-D-E.

Commentaires les morphiniques doivent être utilisés avec beaucoup de précaution chez les sujets âgés. **Les effets indésirables principaux sont : nausées, vomissements, constipation, bouche sèche, confusion, globe vésical**. Le myosis est un signe d'imprégnation en morphine mais n'est pas spécifique d'un surdosage (en revanche il est évocateur d'un surdosage en morphine devant un coma avec myosis bilatéral).

■ **Question 9** (5 points)
Exacte : E.

Commentaires au moindre doute (terrain peu classique : femme jeune, signes extra-cutanés...), il faut demander un bilan plus exhaustif (FAN, ANCA...).

■ **Question 10** (8 points)
Exacte : C.

Commentaires l'association inhibiteur calcique/IEC n'est pas contre-indiquée. Les inhibiteurs calciques sont fréquemment responsables d'œdème des membres inférieurs.

ITEMS

N° 226 Ulcère de jambe
N° 326 Prescription et surveillance des classes de médicaments les plus courantes chez l'adulte et chez l'enfant.

RECOMMANDATIONS

Ulcère de jambe, Collège des enseignants en dermatologie de France.
Prise en charge de l'ulcère de jambe à prédominance veineuse hors pansement (HAS, 2006).

Dossier 33 — *Le nez pas propre*

Énoncé

M. et Mme V amènent leur petit garçon de 6 ans en consultation pour une dermatose du visage évoluant depuis 4 jours. Il n'a aucun antécédent particulier. Toutes les vaccinations sont à jour. Il est l'aîné d'une fratrie de 3 enfants. Il n'y a pas d'animaux à la maison. À l'examen clinique, il n'y a ni adénopathie ni fièvre. L'état général est excellent. L'éruption est discrète, essentiellement située autour de la bouche et des narines.

Voir photo dossier 33, p. XV

1 QRU **Décrire les lésions.**

a. Squames grasses reposant sur un érythème.
b. Vésicules et croûtes méllicériques.
c. Vésicules ombiliqueés.
d. Papules squameuses.
e. Érythème infiltré.

2 QRM **Quelles dermatoses ont comme lésion élémentaire une vésicule ?**

a. Herpès.
b. Impétigo.
c. Varicelle.
d. Candidose.
e. Psoriasis.

3 QRM **L'examen clinique est en faveur d'un impétigo. Quelles affirmations sont justes ?**

a. La topographie péri-orificielle n'est pas classique.
b. Le germe responsable est toujours un streptocoque du groupe A.
c. Cette affection est très contagieuse.
d. Il est souvent primitif chez le jeune enfant, contrairement à l'adulte.
e. La lésion élémentaire est parfois une bulle.

4 QRU **Quel examen complémentaire prescrivez-vous ?**

a. Aucun.
b. Biopsie cutanée pour examen anatomo-pathologique.
c. Écouvillonnage d'une vésicule rompue puis examen bactériologique.
d. PCR VZV sur une vésicule pour éliminer une varicelle débutante.
e. Recherche d'une gale sous-jacente de principe, qui aurait favorisé l'impétigo.

5 QRM **Quel est le traitement ?**

a. Abstention thérapeutique.
b. Lavage à l'eau et au savon.
c. Antibiotiques locaux : acide fucidique en crème pendant 10 jours.
d. Antibiotiques par voie orale : Pénicilline M pendant 10 jours.
e. Association d'une antibiothérapie par voie locale et générale pendant 10 jours.

6 QRM **Quelles sont les mesures associées ?**

a. Il faut examiner tous les membres de la famille vivant dans la maison.
b. Il faut traiter systématiquement tous les membres de la famille vivant dans la maison.
c. Il faut dépister une glomérulopathie 3 semaines après par une bandelette urinaire.
d. L'éviction scolaire est obligatoire.
e. Il faut rechercher l'animal contaminant.

7 QRM **Mme V profite de cette consultation pour vous montrer une lésion sous-mammaire droite, évoluant depuis 1 semaine. Quelles caractéristiques cliniques seraient en faveur d'un intertrigo d'origine candidosique ?**

a. Caractère mal limité, avec bordures émiettées.
b. Prurit.
c. Évolution centrifuge.
d. Guérison centrale.
e. Présence de petites pustules.

8 QRU **Il s'agit effectivement d'un intertrigo candidosique. Quel examen complémentaire doit être prescrit ?**

a. Aucun.
b. Examen mycologique direct puis culture sur milieu de Sabouraud.
c. Sérologie VIH.
d. Écouvillonnage de la lésion pour examen bactériologique.
e. Sérologie *Candida albicans*.

9 QRU **Quel est le traitement ?**

a. Abstention thérapeutique.
b. Antiseptiques locaux.
c. Nettoyage à l'eau et au savon uniquement.
d. Antifongique local pendant 3 semaines : Éconazole.
e. Antifongiques per os pendant 3 semaines : terbinafine.

10 QRM **De quelles autres pathologies *Candida albicans* peut-il être responsable ?**

a. Dermatite séborrhéique.
b. Impétigo.
c. Vulvo-vaginite aiguë.
d. Balanite aiguë.
e. Muguet.

- **Question 1** (8 points)
  Exacte : B.

- **Question 2** (12 points)
  Exactes : A-B-C.

  Commentaires les candidoses peuvent être responsables de petites pustules mais pas de vésicules. Le psoriasis peut également se présenter sous une forme pustuleuse, jamais vésiculeuse.

- **Question 3** (10 points)
  Exactes : C-D-E.

  Commentaires l'impétigo est une **infection superficielle** de la peau par un **streptocoque du groupe A, ou un staphylocoque doré**, voire parfois même les deux. La lésion élémentaire de l'impétigo est une **vésicule**, **parfois une bulle** lorsqu'il est étendu. Cette vésicule se rompt rapidement et laisse place à des **croûtes de couleur jaune, elles sont dites « méllicériques ».** La topographie est classiquement **péri-orificielle** chez le jeune enfant/nourrisson lorsque l'impétigo est primitif. Il est le plus **souvent secondaire chez l'adulte**, où une dermatose telle que la gale, l'eczéma de contact ou autre dermatose prurigineuse, a favorisé son apparition. Il est **très contagieux** : il est nécessaire d'examiner les membres de la famille vivant sous le même toit, notamment les jeunes enfants.

- **Question 4** (8 points)
  Exacte : A.

  Commentaires devant un impétigo sans gravité (grande majorité des cas), **aucun examen complémentaire n'est justifié**, chez l'adulte comme chez l'enfant.

- **Question 5** (12 points)
  Exactes : B-C.
  Inadmissible : E.

  Commentaires ici l'impétigo est primitif, **peu étendu**. Le traitement repose donc sur une **antibiothérapie locale** (**acide fusidique : Fucidine® crème pendant 5 à 10 jours**, 2 fois/j). Lorsque l'impétigo atteint plus de 2 % de la surface corporelle ou > 5 sites atteints, une antibiothérapie par voie générale est justifiée (pendant 10 jours) : amoxicilline-acide clavulanique (Augmentin®), ou Pénicilline M, ou pristimaycine (Pyostacine®) en cas d'allergie. **Il ne faut pas associer un antibiotique local avec un antibiotique par voie générale**. Les mesures associées sont également importantes : nettoyer à l'eau et au savon, lavage fréquent des mains, couper les ongles courts, afin d'éviter une aggravation. L'intérêt des antiseptiques n'a pas été démontré mais en pratique, ils sont souvent prescrits.

- **Question 6** (10 points)
  Exactes : A-C-D.
  Indispensables : A-C.

  Commentaires l'impétigo étant très contagieux, **il est nécessaire d'examiner les parents et les frères et sœurs**. En revanche il n'y a pas de traitement systématique (contrairement à la gale par exemple). Comme l'érysipèle, il est nécessaire de faire une **bandelette urinaire environ 3 semaines après** pour rechercher une complication post-streptococcique. La transmission est strictement interhumaine.

■ **Question 7** (10 points)
Exactes : A-E.

Commentaires l'intertrigo candidosique se présente sous la forme d'un **érythème rouge vif,** à **bordures émiettées**, avec parfois quelques petites **pustules en périphérie**. Il peut être **fissuraire**. L'intertrigo dermatophytique est quant à lui annulaire, évolue de façon centrifuge avec une guérison centrale, la bordure étant squameuse. Ces 2 types d'intertrigos sont prurigineux, dont le prurit n'oriente pas vers une étiologie particulière.

■ **Question 8** (10 points)
Exacte : A.

Commentaires devant une infection cutanée superficielle à *candida*, **l'examen mycologique n'est indiqué que dans 3 situations : doute diagnostique, récurrences fréquentes, résistance à un traitement bien conduit.**

■ **Question 9** (10 points)
Exacte : D.
Inadmissible : E.

Commentaires le traitement d'un intertrigo candidosique repose sur un **antifongique local pendant 3 semaines**. Il faut insister sur les mesures associées : éviter la macération, bien sécher les plis après la douche. **Il est exceptionnel d'avoir recours à un traitement antifongique par voie systémique** pour traiter un intertrigo candidosique (remettre le diagnostic en cause ++).

■ **Question 10** (10 points)
Exactes : C-D-E.

Commentaires la balanite est une inflammation du gland chez l'homme, souvent provoquée par *Candida albicans*.

ITEMS

N° 152 Infections cutanéo-muqueuses et des phanères, bactériennes et mycosiques de l'adulte et de l'enfant

---

RECOMMANDATIONS

Prescription des antibiotiques par voie locale dans les infections cutanées primitives et secondaires, Afssaps 2004.
Infections cutanéo-muqueuses à *Candida albicans*, Collège des enseignements en dermatologie de France.

ANTÉRIORITÉ

Impétigo :
Concours internat Nord 1997, 1998, 1999, 2001 : QCM.
Candidose :
Concours internat Nord 1995, 1996, 1997, 1998, 2003 : QCM
Concours internat Sud 1998, 1999, 2000, 2001, 2002, 2003 : QCM.
Concours internat Sud 2003 : cas clinique.

Dossier 34

De la tête aux pieds (acte II)

Énoncé

M. T, 66 ans, est hospitalisé en urgence pour une éruption apparue brutalement il y a 2 jours. Il est magasinier, marié et père de 2 enfants en bonne santé. Il a une dyslipidémie, une insuffisance cardiaque après un infarctus il y a 6 ans, plusieurs épisodes de crises de goutte, un surpoids et une cataracte opérée l'an dernier. Son traitement comporte : Tahor® (atorvastatine), Detensiel® (bisoprolol) et aspirine 100 mg/j depuis son infarctus ; Renitec® (enalapril), débuté il y a 9 semaines, allopurinol (introduit il y a 5 semaines). Il reçoit un traitement par Augmentin® (amoxicilline-acide clavulanique) depuis 3 jours pour une sinusite aiguë. La température est à 38,2 °C. L'examen dermatologique met en évidence un exanthème finement squameux atteignant quasiment toute la surface cutanée. Il existe des adénopathies de petite taille, mobiles, indolores (cervicales, axillaires, inguinales).

1 QRU Quel est le diagnostic ?

a. Exanthème morbilliforme.
b. Érythrodermie.
c. Exanthème scarlatiniforme.
d. Purpura vasculaire.
e. Exanthème roséoliforme.

2 QRM Quelles sont les complications possibles ?

a. Déshydratation.
b. Purpura de type vasculaire.
c. Décompensation d'une insuffisance cardiaque.
d. Thrombose veineuse superficielle.
e. Sepsis à point de départ cutané.

3 QRM Quelles sont les causes possibles ?

a. Psoriasis.
b. Eczéma de contact.
c. DRESS.
d. Syndrome de Lyell.
e. Impétigo bulleux.

4 **En présence de squames, quelle cause faut-il évoquer en priorité ?**

....

5 QRM **Quels examens complémentaires doivent être prescrits ?**

a. Aucun.
b. NFS-plaquettes.
c. Facteurs anti-nucléaires.
d. Anticorps anti-épiderme.
e. Sérologie VIH.

6 QRM **La cause retenue est finalement un DRESS. Quelles affirmations sont justes ?**

a. Le délai d'apparition est l'un des plus courts parmi les toxidermies.
b. L'érythrodermie est une manifestation classique du DRESS.
c. Une corticothérapie peut parfois se discuter en cas d'atteinte viscérale grave.
d. La biopsie cutanée a un aspect spécifique de cette pathologie.
e. La polyadénopathie mise en évidence à l'examen clinique concorde avec ce diagnostic.

7 QRM **Quels signes biologiques sont évocateurs de cette pathologie ?**

a. Aucun.
b. Syndrome mononucléosique.
c. Thrombocytose.
d. Cytolyse hépatique.
e. Hyperéosinophilie.

8 QRU **Quel médicament est probablement en cause ?**

a. Il est impossible de déterminer le médicament en cause.
b. Augmentin®.
c. Allopurinol.
d. Renitec®.
e. Detensiel®.

9 QRM **Quelles sont les mesures à prendre ?**

a. Il faut prévoir des patch-tests pour affirmer que le médicament suspecté est bien responsable.
b. Il faut déclarer l'accident à la pharmacovigilance.
c. Il faut écrire une lettre au médecin traitant pour l'informer.
d. Il faut demander les IgE spécifiques régulièrement pour suivre leur décroissance.
e. Il faut remettre une carte au patient contenant le nom des médicaments contenant la molécule responsable.

10 QRM **Un traitement symptomatique par dermocorticoïdes est débuté. Quelles affirmations sont justes ?**

a. Ce traitement est contre-indiqué dans ce cas précis.
b. En cas d'impétiginisation, il faut y associer une antibiothérapie locale.
c. Ce traitement peut altérer la cicatrisation cutanée.
d. Ce traitement a plusieurs rôles, dont antiprolifératif.
e. Il peut être prescrit pendant plusieurs semaines puis arrêté brutalement.

Question 1 (8 points)

Exacte : B.

Commentaires une **érythrodermie** est un **exanthème touchant plus de 90 % de la surface cutanée**, d'évolution squameuse (la présence de squames n'orientant donc pas sur la cause).

Question 2 (12 points)

Exactes : A-C-E.

Indispensables : A-C-E.

Commentaires les **complications** les plus fréquentes d'une érythrodermie sont la **déshydratation** et le **sepsis** à point de départ cutané. La **dénutrition** est très rare actuellement, elle se voit pour des causes d'érythrodermie difficiles à traiter, évoluant sur une longue durée. L'érythrodermie étant une vasodilatation périphérique, il existe un risque de décompensation cardiaque chez un patient insuffisant cardiaque.

Question 3 (12 points)

Exactes : A-B-C.

Commentaires les causes les plus fréquentes d'érythrodermie sont : **le psoriasis**, **l'eczéma de contact**, la **dermatite atopique**, l'infection **VIH**, la **gale hyperkératosique** (anciennement « Norvégienne »), le **syndrome de Sézary** (lymphome T cutané) et le **DRESS**.

Question 4 (5 points)

Exacte : aucune.

Commentaire l'érythrodermie est toujours squameuse, quelle que soit la cause. Cependant, les squames peuvent être plus ou moins épaisses selon l'étiologie (plus épaisses lors d'un psoriasis par exemple).

Question 5 (13 points)

Exactes : B-E.

Indispensables : B-E.

Commentaires devant une érythrodermie, il faut prescrire des examens pour rechercher des signes de gravité (insuffisance rénale fonctionnelle secondaire à une déshydratation) et des examens à visée étiologique : au minimum seront prescrits une NFS-plaquettes, ionogramme sanguin, urée/créatinine, bilan hépatique, biopsie cutanée pour examen histologique, recherche de clone T cutané (à partir d'une biopsie cutanée), recherche d'un clone T sanguin, recherche de cellules de Sézary sanguines, immunophénotypage lymphocytaire.

Question 6 (14 points)

Exactes : B-C-E.

Commentaires le délai d'apparition du **DRESS** après la 1re prise médicamenteuse est **long (3-6 semaines** environ). L'examen clinique met en évidence une **érythrodermie et des polyadénopathies**. Le patient peut se plaindre d'arthralgies. Aucun examen complémentaire ne permet de confirmer le diagnostic. La biopsie cutanée n'est pas spécifique, elle met en évidence une dermatose eczématiforme et lichénoïde le plus souvent.

- **Question 7** (10 points)
Exactes : B-D-E.

Commentaires aucun signe biologique n'est spécifique. Les plus évocateurs sont : **l'hyperéosinophilie, le syndrome mononucléosique et l'hépatite cytolytique.**

- **Question 8** (6 points)
Exacte : C.

Commentaires pour avancer dans l'enquête médicamenteuse, il faut établir :
  - l'imputabilité intrinsèque qui comprend 2 critères : la sémiologique (le diagnostic de DRESS concorde avec tels signes cliniques et tels signes biologiques) et la chronologie (le médicament suspect est probablement en cause car administré depuis 3 à 6 semaines).
  - l'imputabilité extrinsèque : tel médicament est très probablement en cause car fréquemment responsables de DRESS d'après la littérature, la pharmacovigilance et le Vidal®.

- **Question 9** (10 points)
Exactes : B-C-E.
Indispensables : B-C-E.

Commentaires comme devant toute toxidermie grave, il faut **remettre une carte au patient** contenant le nom de tous les médicaments contre-indiqués, **écrire au médecin traitant**, **déclarer l'accident à la pharmacovigilance** et **contre-indiquer le médicament à vie.**

- **Question 10** (10 points)
Exactes : C-D.

Commentaires en cas d'impétignisation sous dermocorticoïdes, il faut traiter le patient par une antibiothérapie par voie générale, l'impétigo étant généralement assez étendu. Le rôle des dermocorticoïdes est essentiellement anti-inflammatoire, antiprolifératif et vasoconstricteur, permettant la disparition de l'érythème plus rapidement.

ITEMS

N° 112 Exanthème et érythrodermie de l'adulte et de l'enfant.
N° 322 Identification et gestion des risques liés aux médicaments et aux biomatériaux, risque iatrogène, erreur médicamenteuse.

RECOMMANDATIONS

Orientation diagnostique devant une érythrodermie, Collège des enseignants en dermatologie de France.
Toxidermies médicamenteuses, Collège des enseignants en dermatologie de France.

Dossier 35

J'ai mis de l'ordre à mes cheveux

Énoncé

M. et Mme R amènent leur petit garçon de 9 ans en consultation pour une dermatose squameuse du cuir chevelu évoluant depuis plusieurs semaines. Il n'a pas d'antécédent particulier. Les vaccinations sont à jour. Le reste de l'examen clinique est sans particularité.

1 QRM **Quelles sont les causes à évoquer devant des squames du cuir chevelu ?**

a. Psoriasis.
b. Teigne.
c. Impétigo.
d. Dermatite séborrhéique.
e. Pédiculose du cuir chevelu.

2 QRM **L'examen clinique est en faveur d'une teigne tondante microsporique. Quelles affirmations sont justes ?**

a. Elle est due à un dermatophyte d'origine animale.
b. Il y a généralement plusieurs plaques sur le cuir chevelu.
c. Il existe fréquemment des pustules.
d. Il existe une fluorescence en lumière de Wood.
e. Elle est très contagieuse.

3 QRU **Quel examen complémentaire doit être prescrit ici ?**

a. Aucun.
b. Biopsie cutanée pour examen anatomo-pathologique.
c. Examen mycologique à partir de squames récupérées par grattage : examen direct et culture.
d. Sérologie VIH.
e. Trichogramme.

4 **Le prélèvement mycologique est effectué. Combien faut-il de temps pour que la culture pousse ?**

....

....

5 QRU **Quel est le traitement médicamenteux ?**

a. Lavage à l'eau et au savon uniquement.
b. Antifongique par voie locale pendant 3 semaines minimum.
c. Antifongique par voie générale pendant 6 semaines minimum.
d. Antifongique par voie locale et générale pendant 6 semaines minimum.
e. Dermocorticoïdes d'activité modérée.

6 QRU **Un traitement par voie générale antifongique est introduit. Quelle est la molécule de référence des teignes ?**

a. Kétoconazole.
b. Griséofulvine.
c. Terbinafine.
d. Amphotéricine B.
e. Ivermectine.

7 QRU **La griséofulvine est choisie comme traitement per os. Quel examen biologique doit être régulièrement surveillé ?**

a. Ionogramme sanguin.
b. Créatinine.
c. LDH.
d. NFS-plaquettes.
e. Protéinurie.

8 QRU **Quelle mesure associée doit être prise ?**

a. Éviction scolaire obligatoire.
b. Examiner les membres de la famille car risque important de transmission.
c. Il faut rechercher un déficit immunitaire.
d. Il faut rechercher un animal contaminant.
e. Déclaration obligatoire.

9 QRM **Si l'examen clinique avait été en faveur d'une teigne trichophytique, alors dans ce cas :**

a. Il n'y a pas de fluorescence en lumière de Wood.
b. Après guérison, il existe une alopécie cicatricielle importante définitive.
c. Le traitement médicamenteux est le même que la teigne microsporique.
d. Il existe généralement plusieurs petites plaques squameuses.
e. Le prélèvement mycologique n'est pas indispensable.

10 QRM **Les teignes (en dehors de la teigne favique) sont responsables d'une alopécie chronique non cicatricielle. Quelles sont les 2 autres causes à évoquer si le prélèvement mycologique est négatif ?**

a. Pelade.
b. Impétigo.
c. Poux.
d. Trichotillomanie.
e. Lupus érythémateux chronique discoïde.

■ **Question 1** (9 points)

Exactes : A-B-D.

Commentaires **tout état squameux du cuir chevelu chez l'enfant doit faire évoquer une teigne en priorité**. Il est souvent difficile de différencier une dermatite séborrhéique d'un psoriasis du cuir chevelu, surtout lorsqu'il n'y a que le cuir chevelu atteint. Dans la dermatite séborrhéique, les squames sont fines, grasses. Dans le psoriasis, les squames sont plus épaisses, la plaque est plus infiltrée et l'aspect est sec. Cependant, il existe des formes frontières (sébopsoriasis).

■ **Question 2** (11 points)

Exactes : A-D.

Commentaires il existe 3 types de teignes : les teignes tondantes (microsporique et trichophytique), la teigne favique et le kérion (ou teigne inflammatoire). Les teignes tondantes sont nettement plus fréquentes. La **teigne microsporique** est due à un **dermatophyte zoophile** (transmission accidentelle à l'homme et donc très peu contagieuse), elle donne généralement une **plaque unique** de grande taille (ou quelques plaques peu nombreuses) d'évolution centrifuge avec des cheveux cassés. Il existe une **fluorescence en lumière de Wood**.

■ **Question 3** (10 points)

Exacte : C.

Commentaires pour toute infection à dermatophyte, **le prélèvement mycologique est obligatoire** (à l'exception de l'intertrigo inter-orteils).

■ **Question 4** (8 points)

Exacte : 3 à 4 semaines.

■ **Question 5** (12 points)

Exacte : D.

Inadmissible : E.

Commentaires le traitement d'une teigne tondante repose sur un **antifongique par voie locale associée à la voie générale**. Le traitement sera de **6 semaines** au minimum.

■ **Question 6** (10 points)

Exacte : B.

Commentaires le traitement de référence des teignes est la **griséofulvine**, chez l'enfant comme chez l'adulte. La terbinafine est la molécule de référence des onychomycoses à dermatophytes. Le kétoconazole per os n'a plus d'AMM par voie générale car trop toxique et n'est donc jamais à prescrire.

■ **Question 7** (13 points)

Exacte : D.

Commentaires pour tout traitement supérieur à 1 mois de griséofulvine, il faut régulièrement surveiller l'hémogramme (risque de cytopénies). Lors d'un traitement par terbinafine (dermatophyties unguéales), il faut surveiller la fonction hépatique.

■ **Question 8** (7 points)

Exacte : D.

Commentaires la teigne microsporique étant d'origine zoophile, il n'y a pratiquement aucun risque de transmission interhumaine. Il n'est donc pas nécessaire d'examiner les parents, les frères et sœurs. Par ailleurs, même en cas de teigne trichophytique (donc contagieuse), l'éviction scolaire n'est pas obligatoire si l'enfant est porteur d'un certificat mentionnant qu'il reçoit un traitement adapté. Aucune infection à dermatophyte n'est à déclaration obligatoire.

■ **Question 9** (12 points)

Exactes : A-C-D.

Commentaires la teigne trichophytique est pratiquement « l'opposé » de la teigne microsporique : elle est due à un dermatophyte anthropophile donc contagieuse, elle donne plusieurs plaques squameuses de petite taille, il n'y a pas de fluorescence en lumière de Wood. L'examen de la famille proche est nécessaire. Le traitement est le même. L'alopécie cicatricielle est due à la teigne favique et au kérion.

■ **Question 10** (8 points)

Exactes : A-D.

Commentaires la pelade est une maladie multifactorielle (génétique, auto-immune, participation psychologique) responsable d'alopécie chronique non cicatricielle. La trichotillomanie est une cause psychiatrique (le patient s'arrache les cheveux), assez fréquente. Le lupus érythémateux discoïde chronique est responsable d'alopécie cicatricielle.

ITEMS

N° 152 Infections cutanéo-muqueuses et des phanères, bactériennes et mycosiques de l'adulte et de l'enfant.

RECOMMANDATIONS

Infections à dermatophytes de la peau glabre, des plis et des phanères, Collège des enseignants en dermatologie de France.

ANTÉRIORITÉ

Concours internat 1997 Sud : cas clinique (teigne).

Dossier 36 — *Problèmes de vaisseaux en dermato*

Énoncé

M. B, 35 ans, se présente aux urgences pour une éruption des membres inférieurs apparue la veille. Il n'a aucun antécédent particulier.

Voir photo dossier 36, p. XIV

1 QRU **Décrivez les lésions.**

a. Vésicules reposant sur un érythème à bordures émiettées.
b. Nodules profondément enchâssés dans l'hypoderme.
c. Pustules et squames avec érythème bien limité.
d. Maculo-papules purpuriques.
e. Placard érythémateux, œdémateux, sans bourrelet périphérique.

2 QRM **L'examen clinique est en faveur d'une vasculite. Quelles en sont les caractéristiques ?**

a. Polymorphisme lésionnel.
b. Atteinte muqueuse.
c. Jamais d'évolution nécrotique.
d. Caractère déclive.
e. Il n'est jamais infiltré.

3 QRU **Quelle est la première urgence à éliminer ?**

a. Méningite.
b. Syndrome hémorragique.
c. Purpura fulminans.
d. Endocardite aiguë.
e. Fasciite nécrosante.

4 QRU **Cette urgence est éliminée. Quel test doit être fait rapidement pour apprécier l'extension de la vasculite ?**

a. Hémocultures.
b. Bandelette urinaire.
c. échographie cardiaque.
d. D-Dimères.
e. Biopsie cutanée pour immunofluorescence directe.

5 QRM **Cet examen est normal. Quels sont les examens complémentaires à prescrire ?**

a. Sérologie VIH.
b. Recherche sérique d'anticorps anti-épiderme par immunofluorescence indirecte.
c. Complément C3, C4, CH50.
d. Électrophorèse des protides plasmatiques.
e. Capillaroscopie.

6 QRM **Quelles peuvent être les causes de vasculite cutanée ?**

a. Médicaments.
b. Hépatite C.
c. Gammapathie monoclonale.
d. Psoriasis en plaques.
e. Urticaire chronique.

7 QRM **Il s'agit d'une vasculite atteignant les vaisseaux de petits calibres. Quelles sont les causes possibles ?**

a. Péri-artérite noueuse cutanée isolée.
b. Cryoglobulinémie.
c. Purpura rhumatoïde.
d. Maladie de Horton.
e. Maladie de Kawasaki.

8 QRM **Un traitement par colchicine est introduit. Quelles affirmations sont justes ?**

a. L'association à la pristinamycine est contre-indiquée.
b. La constipation est un effet indésirable très fréquent.
c. La grossesse est possible sous ce traitement.
d. Elle est contre-indiquée en cas d'insuffisance rénale sévère.
e. Une dose unique suffit le plus souvent (traitement minute).

9 QRM **Quelles manifestations cliniques auraient été évocatrices d'un purpura thrombopénique ?**

a. Éruption monomorphe.
b. Nécrose cutanée.
c. Pas d'infiltration des lésions.
d. Pas de caractère déclive.
e. Une thrombopénie à 40 000/mm^3 signe le diagnostic.

10 QRM **Quelles peuvent être les causes de purpura non vasculaire, non hématologique ?**

a. Endocardite subaiguë.
b. Déficit profond en vitamine C.
c. Purpura de Bateman.
d. Syndrome myéloprolifératif.
e. Polyangéite microscopique.

- **Question 1** (8 points)
  Exacte : D.

- **Question 2** (12 points)
  Exactes : A-D.

  Commentaires le **purpura par vasculite** est **déclive, maculo-papuleux, infiltré**. Il peut être **nécrotique.** Il existe un **polymorphisme lésionnel** (coexistence d'éléments d'âge différent).

- **Question 3** (9 points)
  Exacte : C.
  Indispensable : C.

  Commentaires devant un purpura par vasculite, il faut **éliminer immédiatement un purpura fulminans** (fièvre, choc septique, purpura d'évolution rapide...). Le syndrome hémorragique s'observe lors d'un purpura thrombopénique et non pas lors d'une vasculite.

- **Question 4** (11 points)
  Exacte : B.
  Indispensable : B.

  Commentaires après avoir éliminé un purpura fulminans, il faut rechercher des atteintes viscérales graves d'une vascularite (hémorragie intra-alvéolaire, perforation digestive, atteinte neurologique...). **La bandelette urinaire recherche une protéinurie et une hématurie, pouvant témoignant d'une glomérulonéphrite rapidement progressive**, nécessitant des immunosuppresseurs et une hémodialyse en urgence.

- **Question 5** (10 points)
  Exactes : A-C-D.

  Commentaires le bilan d'un purpura vasculaire doit comporter : **NFS-plaquettes, VS, CRP, fonction rénale et hépatique, protéinurie, TP-TCA, FAN, ANCA, cryoglobulinémie, EPP, sérologie VIH/VHB/VHC, complément C3/C4/CH50, une biopsie cutanée pour examen anatomo-pathologique et immunofluorescence directe**. La capillaroscopie n'a d'intérêt que devant un phénomène de Raynaud.

- **Question 6** (10 points)
  Exacte : A-B-C.

  Commentaires les causes de vasculite cutanée sont très nombreuses : médicamenteuses, infectieuses (VIH, hépatite C...), dysimmunitaires (vascularites de petit et moyen calibre), cancers/hémopathies, gammapathies monoclonales, cryoglobulinémie.

- **Question 7** (10 points)
  Exactes : B-C.

  Commentaires les vascularites systémiques sont classées selon le diamètre du vaisseau qu'elle atteint. Les vascularites des petits vaisseaux sont divisées en 2 groupes : ANCA-positives (granulomatose de Wegener, maladie de Churg et Strauss, polyangéite microscopique) et négatives (cryoglobulinémie, purpura rhumatoïde...). Les vacularites des vaisseaux de gros calibre comprennent la maladie de Horton et la maladie de Takayasu. Les vascularites de moyen calibre comprennent la péri-artérite noueuse et la maladie de Kawasaki.

■ **Question 8** (10 points)

Exactes : A-C-D.

Commentaires question difficile mais utile en pratique. La colchicine est souvent utilisée pour des pathologies dysimmunitaires peu sévères. L'association aux macrolides est contre-indiquée. La diarrhée est un effet indésirable extrêmement fréquent.

■ **Question 9** (10 points)

Exactes : A-C-D.

Commentaire le purpura thrombopénique est monomorphe (lésions globalement identiques, du même âge), non déclive, non infiltré et jamais nécrotique. L'atteinte muqueuse peut être sévère (bulles hémorragiques buccales...). Il faut une thrombopénie profonde (< 10 000/mm^3 environ) pour avoir un purpura.

■ **Question 10** (10 points)

Exactes : B-C.

Commentaires ce sont les causes de purpura par fragilité capillaire.

ITEMS

N° 211 Purpuras chez l'adulte et l'enfant.

RECOMMANDATIONS

Purpura, Collège des enseignants en dermatologie de France.

ANTÉRIORITÉ

Concours internat Nord 1999 : cas clinique (purpura).
Concours internat Sud 2000 : cas clinique (purpura).
Concours internat Sud 2001, 2002 : QCM (purpura).

Dossier 37

Une jambe avec une mauvaise tête...

Énoncé

M. L, 53 ans, est amené aux urgences par son épouse pour une éruption de la jambe gauche, associée à une fièvre élevée. Il a un diabète de type 2 depuis 5 ans, une dyslipidémie et une gonarthorse. Le traitement habituel comporte : metformine 850 mg/j, atorvastatine 20 mg/j et kétoprofène si besoin, pris depuis une semaine pour des lombalgies. À l'examen clinique, il existe un placard inflammatoire de la jambe gauche, très douloureux, cyanique, violacé et quelques plages de nécrose ; un intertrigo inter-orteils du 4e espace gauche. TA 85/45 mmHg, pouls 120/min.

☛ *Voir photo dossier 37, p. XII*

1 QRU **Décrire les lésions.**

a. Bulles flasques reposant sur une peau saine.
b. Placard érythémateux, œdémateux, mal limité.
c. Cyanose et bulle hémorragique avec décollement cutané.
d. Purpura maculo-papuleux infiltré et nécrotique.
e. Vésicules reposant sur un érythème suintant mal limité.

2 QRU **Quel est le diagnostic ?**

a. Érysipèle.
b. Fasciite nécrosante.
c. Abcès.
d. Thrombose veineuse profonde.
e. Angiodermite nécrotique.

3 QRM **Quels sont les arguments en faveur du diagnostic de fasciite nécrosante ?**

a. Signes de sepsis.
b. Douleur intense.
c. Bulles contenant un liquide clair.
d. La prise d'AINS favorise cette pathologie.
e. Plages de nécrose.

4 QRU **Quel examen complémentaire est indispensable pour confirmer le diagnostic ?**

a. Prélèvement bactériologique de la porte d'entrée.
b. Aucun.
c. Prélèvement mycologique de la porte d'entrée.
d. Écho-Doppler veineux du membre inférieur gauche.
e. IRM du membre inférieur gauche si disponible.

5 QRM **Quel traitement doit être réalisé en urgence ?**

a. Drainage chirurgical.
b. Remplissage avec glucose 5 %.
c. Incision- mise à plat des tissus nécrosés.
d. Antalgiques par voie veineuse.
e. Aponévrotomie de décharge.

6 QRM **Quels germes l'antibiothérapie doit-elle cibler ?**

a. Staphylocoque doré.
b. Streptocoque du groupe A.
c. Pyocyanique.
d. Anaérobies.
e. *Escherichia coli.*

7 QRU **Quelle antibiothérapie doit être prescrite ?**

a. Amoxicilline + pristinamycine.
b. Amoxicilline/acide clavulanique.
c. Doxycycline.
d. Pénicilline G + clindamycine.
e. Ceftriaxone + doxycycline.

8 QRM **Quelles sont les mesures associées ?**

a. Arrêter la metformine et faire un relais par insulinothérapie.
b. Arrêter le kétoprofène.
c. Traiter l'intertrigo : terbinafine per os pendant 6 semaines.
d. Traiter l'intertrigo : econazole en crème pendant 3 semaines.
e. Traiter l'intertrigo : terbinafine per os + econazole en crème pendant 3 semaines.

9 **La fasciite nécrosante peut apparaitre d'emblée ou bien être secondaire à l'évolution défavorable d'une autre pathologie. Laquelle ?**

....

10 QRM **La situation évolue favorablement. Après une chirurgie extensive, le patient va bénéficier de soins locaux réguliers pour permettre une cicatrisation dirigée. Quels sont les soins locaux à effectuer ?**

a. Nettoyage au sérum physiologique.
b. Antisepsie locale de la plaie avant chaque soin.
c. Détersion douce de la fibrine si celle-ci est présente.
d. Antibiotiques locaux (acide fucidique).
e. Des antalgiques en spray ou crème ne doivent pas être appliqués sur la plaie.

- **Question 1** (7 points)
Exacte : C.

- **Question 2** (13 points)
Exacte : B.
Indispensable : B.
Inadmissibles : A-C-D-E.

Commentaires une fasciite nécrosante doit être évoquée devant un placard inflammatoire nécrotique/cyanique, avec bulles hémorragiques (de simples bulles à liquide clair peuvent être observées dans un érysipèle), associés à des signes de sepsis. La fasciite nécrosante est **très douloureuse**.

- **Question 3** (10 points)
Exactes : A-B-D-E.

Commentaires une **porte d'entrée** est fréquemment retrouvée. Les **AINS constituent un facteur favorisant**. Un diabète est souvent associé, ce qui n'est pas le cas pour l'érysipèle.

- **Question 4** (10 points)
Exacte : B.
Indispensable : B.
Inadmissibles : A-C-D-E.

Commentaires **aucun examen complémentaire ne doit retarder la prise en charge**. Des hémocultures doivent être prélevées ainsi qu'un prélèvement bactériologique de la nécrose, lors du traitement chirurgical.

- **Question 5** (13 points)
Exactes : C-D.
Indispensable : C.
Inadmissibles : A-B-E.

Commentaires le traitement chirurgical, obligatoirement associé à l'antibiothérapie, consiste en une i**ncision et mise à plat des tissus nécrosés**. Les mesures de réanimation sont nécessaires, selon la gravité de l'état clinique (prise en charge d'un sepsis voire choc septique). On parle de drainage que pour une lésion collectée (type abcès). Le glucose à 5 % ne permet pas un remplissage volémique. L'aponévrotomie de décharge n'est indiquée qu'en cas de syndrome des loges, pas devant une fasciite nécrosante.

- **Question 6** (7 points)
Exactes : A-B-D.

Commentaires les germes impliqués dans une fasciite nécrosante sont le **streptocoque du groupe A** (majorité des cas), le **staphylocoque doré** et les **anaérobies**. Dans une fasciite nécrosante de l'abdomen ou du périnée, il existe fréquemment une association plurimicrobienne.

- **Question 7** (12 points)
  Exacte : D.
  Inadmissibles : A-B-C-E.

  Commentaires le traitement antibiotique d'une fasciite nécrosant d'un membre ou de la tête et du cou repose sur la Pénicilline G associée à de la clindamycine ou de la rifampicine. Une fasciite nécrosante de l'abdomen ou du périnée doit être traitée par de la pipéracilline-tazobactam (Tazocilline®) + aminoside (d'après la conférence de consensus).

- **Question 8** (10 points)
  Exactes : A-B-D.
  Indispensables : A-B-D.
  Inadmissibles : C-E.

  Commentaires dans un contexte septique, la metformine doit toujours être arrêtée et être remplacée par une insulinothérapie. **Les AINS, favorisant et aggravant une fasciite, doivent être arrêtés**. La porte d'entrée doit être traitée : un intertrigo inter-orteils, d'origine dermatophytique dans la majorité des cas, sera traité par 3 semaines d'antifongiques locaux.

- **Question 9** (8 points)
  Exacte : érysipèle.

  Commentaires un érysipèle traité tardivement ou bien un érysipèle chez un patient prenant des AINS peut évoluer en fasciite nécrosante.

- **Question 10** (10 points)
  Exactes : A-C.

  Commentaires il faut faire les mêmes soins que pour un ulcère de jambe : pas d'antiseptiques, pas d'antibiotiques locaux. Il faut penser à **mettre à jour la vaccination antitétanique**. Des antalgiques locaux (type lidocaïne en spray) peuvent parfaitement être appliqués avant la détersion manuelle.

ITEMS

N° 152 Infections cutanéo-muqueuses et des phanères, bactériennes et mycosiques de l'adulte et de l'enfant.

RECOMMANDATIONS

Conférence de consensus : Érysipèle et fasciite nécrosante : prise en charge (SPILF et SFD, 2000).

Dossier 38 *Vous saurez tout sur le zizi*

Énoncé

M. Y, 37 ans, consulte pour une érosion de la muqueuse génitale, apparue 3 jours auparavant. Il a un reflux gastro-œsophagien depuis 5 ans, pour lequel il reçoit un traitement par Gaviscon® si besoin. Il a régulièrement des rapports sexuels non protégés.

1 QRM **Quelles sont les causes à évoquer devant une érosion ou une ulcération de la muqueuse génitale ?**

a. Syphilis primaire.
b. Aphte.
c. Herpès génital.
d. Pemphigoïde bulleuse.
e. Urétrite à gonocoque.

2 QRM **Quels sont les examens complémentaires à prescrire en l'absence de cause évidente (à visée étiologique) chez ce patient ?**

a. TPHA-VDRL.
b. PCR HSV à partir de l'écouvillonnage d'une érosion muqueuse.
c. Biopsie pour examen anatomo-pathologique.
d. Examen direct au microscope à fond noir.
e. PCR *Chlamydia trachomatis* sur 1er jet d'urines.

3 QRU **En cas de chancre syphilitique, quel est le traitement à prescrire en première intention ?**

a. Doxycyline pendant 15 jours per os.
b. Pénicilline G retard (Extencilline®) 2,4 M UI en 1 injection unique.
c. Pénicilline G retard (Extencilline®) 2,4 M UI en 3 injections.
d. Pénicilline G IVSE pendant 14 jours.
e. Ceftriaxone 500 mg en 1 injection unique.

4 QRM **Les examens confirment une primo-infection VIH. Quels peuvent en être les signes cliniques ?**

a. Exanthème scarlatiniforme.
b. Exanthème morbilliforme.
c. Polyadénopathie.
d. Éruption psoriasiforme.
e. Urticaire aiguë.

5 QRM **Quelles peuvent être les manifestations biologiques d'une primo-infection VIH ?**

a. Lymphopénie.
b. Thrombocytose.
c. Hyperéosinophilie.
d. Hépatite cytolytique.
e. Cholestase.

☛ *Voir photo dossier 38, p. III*

6 QRU **Il existe également une dermatose du visage. Décrivez les lésions.**

a. Vésicules reposant sur un érythème à bordures émiettées des zones convexes du visage.
b. Fines squames reposant sur une peau érythémateuse avec hyperséborrhée.
c. Plaque érythémato-squameuse bien limitée.
d. Papulo-pustules avec microkystes et peau séborrhéique.
e. Télangiectasies et érythème du visage.

7 QRU **Quel est le diagnostic concernant cette dermatose ?**

a. Dermatite atopique.
b. Dermatite séborrhéique.
c. Psoriasis.
d. Acné.
e. Dermatophytie de la peau glabre.

8 QRU **Quels sont les examens complémentaires à prescrire devant cette dermatose ?**

a. Biopsie cutanée pour examen anatomo-pathologique.
b. Prélèvement mycologique à l'écouvillon pour examen direct et culture.
c. Si l'infection VIH n'était pas connue, alors la sérologie VIH s'imposerait.
d. Prélèvement bactériologique à l'écouvillon pour examen direct et culture.
e. Aucun.

9 QRU **Quel est le traitement ?**

a. Abstention thérapeutique.
b. Antifongique local : ketoconazole pendant 1 mois.
c. Antifongique par voie générale pendant 1 mois.
d. Dermocorticoïdes d'activité forte pendant une courte période.
e. Kératolytiques.

10 **Quelles pathologies peuvent favoriser cette dermatose ?**

a. Infection VIH.
b. Eczéma de contact.
c. Éthylisme chronique.
d. Cancer.
e. Maladie de Parkinson.

- **Question 1** (10 points)
Exactes : A-B-C.
Indispensables : A-C.

Commentaires les causes d'érosion/ulcération de la muqueuse génitale sont très nombreuses. **Une IST et notamment la syphilis doivent toujours être évoquées**. L'herpès est une des causes les plus fréquentes.

- **Question 2** (10 points)
Exactes : A-B-D.
Indispensables : B-D.

Commentaires **il faut éliminer en priorité une syphilis (examen au microscope à fond noir, TPHA-VDRL, intérêt du FTA à ce stade) et un herpès (PCR HSV).** La biopsie ne s'envisage que devant une ulcération chronique, avec suspicion de carcinome épidermoïde. La PCR *chlamydia trachomatis* doit être réalisée chez un patient ayant des rapports non protégés. Cependant, l'infection à *chlamydia* n'est pas responsable d'érosions génitales.

- **Question 3** (15 points)
Exacte : B.

Commentaires les 3 injections d'Extencilline® sont indiquées pour une syphilis tardive (tertiaire ou latente de plus d'un an ou non datable). La Pénicilline G IVSE pendant 14 jours est indiquée pour une neurosyphilis. La doxycyline est prescrite en cas d'allergie à la pénicilline.

- **Question 4** (8 points)
Exactes : B-C.
Indispensables : B-C.

Commentaires dans environ la moitié des cas, la **primo-infection VIH** est symptomatique, les signes cutanés étant au premier plan : exanthème **morbilliforme, érosions ou ulcérations muqueuses**. Elle s'accompagne généralement d'une **fièvre** et d'un **syndrome grippal** avec **polyadénopathies**.

- **Question 5** (7 points)
Exactes : A-D.

Commentaires les signes biologiques possibles sont : antigénémie p24 positive, syndrome mononucléosique, thrombopénie, lymphopénie, cytolyse hépatique.

- **Question 6** (10 points)
Exacte : B.

- **Question 7** (10 points)
Exacte : B.

Commentaires la dermatite séborrhéique est plus fréquente chez l'homme, le sujet infecté par le VIH et le Parkinsonien. Elle se présente comme de **petites squames grasses avec un érythème** plus ou moins important. La **topographie** est très évocatrice : **sillons naso-géniens, zone inter-sourcilière,** lisière du cuir chevelu (parfois cuir chevelu), conduit auditif externe et parfois médio-thoracique.

Question 8 (10 points)

Exacte : E.

Commentaires la dermatite séborrhéique n'est pas une mycose. *Malazessia furfur* a un rôle dans la physiopathologie mais n'est pas suffisante pour affirmer le diagnostic (cette levure peut être observée chez un sujet sain). La **sérologie VIH** n'est pas systématique devant une dermatite séborrhéique, elle doit être prescrite **en cas de dermatite séborrhéique profuse ou résistante au traitement.**

Question 9 (15 points)

Exacte : B.

Inadmissible : C.

Commentaires **les antifongiques locaux** (Ketoderm®) sont les plus utilisés. Ils doivent être prescrits **pendant 1 mois**, mais il est souvent nécessaire de les reprendre, la dermatite séborrhéique étant fréquemment récidivante. En cas de dermatite séborrhéique très inflammatoire, des dermocorticoïdes d'activité modérée peuvent être utilisés pendant une courte durée (quelques jours). Les kératolytiques ne sont jamais utilisés pour une dermatite séborrhéique.

Question 10 (5 points)

Exactes : A-C-E.

ITEMS

N° 109 Dermatoses faciales : acné, rosacée, dermatite séborrhéique.

N° 158 Infections sexuellement transmissibles (IST) : gonococcies, chlamydioses, syphilis, papillomavirus humain (HPV), trichomonose.

RECOMMANDATIONS

Dermatite séborrhéique, Collège des enseignants en dermatologie de France.

Syphilis, Collège des enseignants en dermatologie de France.

ANTÉRIORITÉS

Concours internat Nord 1996, 1997, 1998, 1999, 2000, 2002, 2003 : QCM (syphilis).

Concours internat Sud 1997, 1998 : QCM (syphilis).

ECN 2009 (syphilis).

Dossier 39 *Qui s'y frotte s'y pique*

Énoncé

Mme T, 48 ans, pour une lésion de la cuisse gauche, asymptomatique, apparue 2 jours auparavant. Elle n'a aucun antécédent particulier. Elle ne prend aucun traitement. Elle est apyrétique. Le reste de l'examen clinique est sans particularités.

☛ *Voir photo dossier 39, p. VI*

1 QRU **Décrire la lésion.**

a. Érythème annulaire.
b. Plaque érythémato-squameuse bien limitée.
c. Nouures.
d. Placard inflammatoire, œdémateux et érythémateux mal limité.
e. Papules œdémateuses érythémateuses bien limitées.

2 QRM **Parmi les dermatoses suivantes, lesquelles peuvent être responsables de lésion annulaire ?**

a. Pédiculose corporelle.
b. Érythème chronique migrans.
c. Dermatophytie.
d. Lupus érythémateux cutané subaigu.
e. Gale.

3 QRM **L'interrogatoire et l'examen clinique sont en faveur d'un stade primaire d'une maladie de Lyme. Quelles en sont les caractéristiques cliniques ?**

a. Il est infiltré.
b. Il disparaît spontanément.
c. L'évolution est centrifuge avec un éclaircissement central.
d. La piqûre de tique doit être visible pour retenir le diagnostic.
e. Il est obligatoirement unique.

4 QRU **Quel examen complémentaire est indispensable avant traitement ?**

a. Aucun.
b. Sérologie de la maladie de Lyme.
c. Biopsie cutanée pour examen anatomo-pathologique.
d. Biopsie cutanée pour PCR *borrelia burgdorferi*.
e. Grattage de la lésion pour examen mycologique (examen direct et culture).

5 QRM **Quelles sont les différentes possibilités thérapeutiques ?**

a. Abstention thérapeutique.
b. Amoxicilline 3 gr/j pendant 14 jours.
c. Doxycycline 200 mg/j pendant 14 jours.
d. Ceftriaxone I.V pendant 21 jours.
e. Doxycycline 200 mg/j pendant 28 jours.

6 QRM **Un traitement par doxycycline a été décidé. Que faut-il dire à la patiente ?**

a. La grossesse est contre-indiquée avec ce traitement.
b. La photo-exposition risque de déclencher une photo-allergie.
c. La photo-exposition risque de pigmenter la peau.
d. L'association à un autre antibiotique est contre-indiquée.
e. Si la patiente prend des rétinoïdes par voie systémique (pour une autre indication), alors elle ne peut pas recevoir de la doxycycline.

7 QRM **Quelles sont les autres atteintes possibles de la maladie de Lyme ?**

a. Méningo-encéphalite.
b. Paralysie faciale isolée.
c. Épanchement pleural.
d. Oligoarthrite.
e. Hépatite cytolytique.

8 QRU **Quelle est la manifestation dermatologique du stade secondaire de la maladie de Lyme ?**

a. Purpura vasculaire.
b. Lymphocytome borrélien.
c. Acrodermatite chronique atrophiante.
d. Syndrome post-Lyme.
e. Érythème noueux.

9 QRU **Quelle est la manifestation dermatologique du stade tertiaire de la maladie de Lyme ?**

a. Purpura vasculaire.
b. Lymphocytome borrélien.
c. Acrodermatite chronique atrophiante (maladie de Pick-Herxheimer).
d. Syndrome post-Lyme.
e. Érythème noueux.

10 QRM **Que doit faire la patiente la prochaine fois qu'elle se fait piquer par une tique ?**

a. L'enlever avec une pince.
b. Appliquer de l'alcool sur la tique pour la tuer.
c. Antibioprophylaxie systématique par amoxicilline.
d. Il faut surveiller le site de la piqûre et vérifier si un érythème apparaît.
e. L'affection est immunisante, en cas de nouvelle piqûre il n'y a aucun risque d'avoir la maladie.

Question 1 (5 points)
Exacte : A.

Question 2 (12 points)
Exactes : B-C-D.

Commentaires le lupus subaigu est généralement localisé sur la partie supérieure du corps car très photosensible. Les dermatophyties de la peau glabre ont une bordure érythémato-squameuse, parfois vésiculeuse, et ont une évolution centrifuge, avec un prurit généralement important.

Question 3 (13 points)
Exactes : B-C.

Commentaires **l'érythème chronique migrant** (phase primaire d'une maladie de Lyme) est un **érythème annulaire**, centré par la piqûre de tique (qui n'est pas toujours visible), et qui évolue de façon **centrifuge** avec un **éclaircissement central**. Elle est généralement non prurigineuse et indolore.

Question 4 (10 points)
Exacte : A.
Indispensable : A.

Commentaires **aucun examen complémentaire devant un érythème chronique migrant typique**. La sérologie est le plus souvent négative à ce stade, elle n'est donc d'aucune aide diagnostique.

Question 5 (10 points)
Exactes : B-C.
Inadmissibles : A-D.

Commentaires **la phase primaire d'une maladie de Lyme peut être traitée soit par de l'amoxicilline soit par de la doxycycline, pendant 14 jours**. Un traitement de 21 jours ne sera prescrit qu'en cas d'érythème chronique migrant multiple ou accompagné de signes extra-cutanés. L'abstention thérapeutique n'est pas envisageable car le risque d'évolution vers un stade secondaire ou tertiaire, potentiellement grave, est important.

Question 6 (10 points)
Exactes : A-B-E.
Indispensables : A-E.

Commentaires la prescription de doxycycline est contre-indiquée en cas de prise de rétinoïdes (par voie orale, pas topique) car il existe un risque d'hypertension intracrânienne.

Question 7 (8 points)
Exactes : A-B-D.

Question 8 (10 points)
Exacte : B.

Commentaire le lymphocytome borrélien se manifeste par un ou des nodules rosés ou violacés, typiquement sur le lobule de l'oreille ou sur l'aréole mammaire.

■ **Question 9** (12 points)

Exacte : C.

Commentaires l'acrodermatite chronique atrophiante (ou maladie de Pick-Herxheimer, à ne pas confondre avec la réaction d'Herxheimer lors du traitement d'une syphilis !), se manifeste par des plaques des membres supérieurs, en regard des articulations, d'aspect brillant et d'évolution atrophique. Le traitement repose sur la doxycyline pendant 28 jours ou bien la ceftriaxone pendant 14 jours.

■ **Question 10** (10 points)

Exactes : A-D.

Inadmissible : E.

Commentaires il faut éviter de mettre de l'alcool ou de l'huile sur la tique car il y a risque de transmission de la bactérie par régurgitation. L'antibioprophylaxie peut se discuter au cas par cas, mais elle n'est jamais systématique. Cette maladie n'est pas immunisante.

ITEMS

N° 169 Zoonoses.

RECOMMANDATIONS

Borréliose de Lyme : démarches diagnostiques, thérapeutiques et préventives (Conférence de consensus, 2006).

Dossier 40 *Sexy atopie*

Énoncé

M. Y, 16 ans, consulte en urgence pour une éruption du visage apparue la veille, s'étant rapidement étendue. Il a une dermatite atopique depuis l'enfance, avec une observance thérapeutique très variable. Il n'a aucun autre antécédent. Il existe des érosions de la muqueuse buccale, rendant la déglutition douloureuse. Le reste de l'examen clinique met en évidence de petites adénopathies cervicales douloureuses, mobiles. Il a eu des rapports sexuels non protégés il y a 1 semaine. La température est à 38,3 °C.

Voir photo dossier 40, p. X

1 QRU Décrire les lésions.

a. Papules squameuses avec un érythème à bordures nettes.
b. Vésicules et croûtes prédominant sur les zones péri-orificielles.
c. Papules œdémateuses, érythémateuses, très bien limitées.
d. Vésicules reposant sur un érythème à bordures émiettées.
e. Placard érythémateux, œdémateux avec bourrelet périphérique.

2 QRU Quel est le diagnostic ?

a. Dermatite atopique en poussée.
b. Impétigo primitif.
c. Récurrence herpétique labiale.
d. Syndrome de Kaposi-Juliusberg.
e. Zona.

3 QRU A quoi correspond le syndrome de Kaposi-Juliusberg ?

a. Impétiginisation d'une dermatite atopique en poussée.
b. Primo-infection herpétique orale chez un patient atopique.
c. Primo-infection ou récurrence herpétique orale lors d'une poussée de dermatite atopique.
d. Impétiginisation d'une récurrence herpétique orale.
e. Réactivation du VZV.

4 QRM **Le patient dit ne jamais avoir eu d'herpès auparavant. Quelles affirmations sont justes ?**

a. C'est obligatoirement une primo-infection.
b. La primo-infection a pu passer inaperçue.
c. Ça ne change pas la prise en charge du syndrome de Kaposi-Juliusberg.
d. Le diagnostic de syndrome de Kaposi-Juliusberg doit être remis en question.
e. C'est obligatoirement une récurrence herpétique.

5 QRU **Quel examen complémentaire est à prescrire pour confirmer le diagnostic ?**

a. Aucun, le diagnostic est clinique.
b. Sérologie VZV à 15 jours d'intervalles.
c. PCR HSV sanguine.
d. PCR HSV sur sérosité provenant d'une vésicule rompue.
e. Prélèvement cutané à l'écouvillon pour examen bactériologique.

6 QRM **Quels autres examens complémentaires doivent également être prescrits ?**

a. Aucun.
b. Hémocultures.
c. TPHA-VDRL.
d. Examen direct au microscope à fond noir après grattage d'une érosion buccale.
e. Sérologie VIH.

7 QRM **Quel est le traitement à prescrire en urgence, sachant qu'il n'y a pas d'impétiginisation ?**

a. Antiseptiques locaux.
b. Aciclovir per os pendant 7 à 10 jours.
c. Aciclovir IV.
d. Antibiothérapie IV systématique : Pénicilline M.
e. Corticothérapie générale à forte dose.

8 QRU **Quel traitement doit être instauré pour la dermatite atopique dans les premiers jours d'hospitalisation ?**

a. Aucun.
b. Faible corticothérapie orale pendant quelques jours, avec décroissance progressive.
c. Dermocorticoïdes d'activité forte, 1 fois/jour jusqu'à régression des lésions.
d. Dermocorticoïdes d'activité modérée, 1 fois/jour jusqu'à régression des lésions.
e. Émollient uniquement.

9 QRU **Que doit-il faire après résolution totale de l'épisode ?**

a. Appliquer des dermocorticoïdes d'activité modérée afin d'éviter une poussée de dermatite atopique.
b. Appliquer quotidiennement un émollient.
c. Avoir un traitement préventif des récurrences herpétiques orales au long cours.
d. Traiter obligatoirement toute récurrence herpétique par de l'Aciclovir per os.
e. Avoir un traitement des poussées de dermatite atopique par tacrolimus topique.

10 QRM **Quelles peuvent être les atteintes viscérales lors d'un syndrome de Kaposi-Juliusberg ?**

a. Il n'y a jamais d'atteinte viscérale.
b. Pneumopathie.
c. Hépatite cytolytique.
d. Kératite aiguë.
e. Atteinte neurologique.

Question 1 (8 points)
Exacte : B.

Question 2 (12 points)
Exacte : D.

Commentaires le syndrome de Kaposi-Juliusberg doit être évoqué devant toute dermatose vésiculeuse d'évolution « explosive » chez un patient atopique.

Question 3 (13 points)
Exacte : C.

Commentaires **le syndrome de Kaposi-Juliusberg est une surinfection herpétique lors d'une dermatite atopique en poussée.** Il ne s'agit pas obligatoirement d'une primo-infection. Ce syndrome existe également pour d'autres dermatoses, mais qui ne sont pas au programme.

Question 4 (7 points)
Exacte : B-C.

Commentaires 90% des primo-infections herpétiques sont asymptomatiques. Le premier épisode clinique peut donc être une récurrence. La prise en charge thérapeutique est exactement la même lors d'un syndrome de Kaposi-Juliusberg.

Question 5 (10 points)
Exacte : D.
Inadmissible : A.

Commentaires il est nécessaire de confirmer une infection herpétique lorsque celle-ci est sévère. L'examen de référence est la culture virale à partir d'une vésicule rompue, mais le meilleur examen reste la PCR HSV.

Question 6 (10 points)
Exactes : C-E.
Inadmissible : A.

Commentaires il ne faut pas oublier le bilan des IST devant tout rapport sexuel non protégé. L'examen au microscope à fond noir ne doit pas être pratiqué sur un prélèvement buccal car il existe des tréponèmes saprophytes de la muqueuse buccale, parfaitement physiologiques.

Question 7 (15 points)
Exactes : A-C.
Indispensable : C.
Inadmissible : E.

Commentaires il faut hospitaliser le patient, lui prescrire un traitement antiviral par aciclovir IV ainsi que des antalgiques. L'antibiothérapie n'est pas systématique mais une impétiginisation est très fréquente. Si tel est le cas, il faudra prescrire une antibiothérapie par voir générale (Pénicilline M ou amoxicilline + acide clavulanique).

■ **Question 8** (10 points)
Exacte : D.
Inadmissibles : A-B-C-E.

Commentaires **il est absolument nécessaire de traiter la dermatite atopique sous-jacente, qui favorise la gravité de l'infection herpétique.** Une fois qu'il n'y a plus de lésions actives (donc pas de nouvelles vésicules), il faut prescrire un traitement par dermocorticoïdes. Ils ne sont pas contre-indiqués puisque le patient est sous aciclovir IV. L'activité forte est contre-indiquée sur le visage.

■ **Question 9** (10 points)
Exacte : B.

Commentaires il faut prescrire un traitement de fond de la dermatite atopique : un **émollient.** Un traitement préventif des récurrences herpétiques n'est pas justifié. Le traitement par tacrolimus topique (Protopic®) n'est justifié que pour une dermatite atopique sévère, cortico-résistante. Une récurrence herpétique simple sera traitée uniquement de façon symptomatique.

■ **Question 10** (5 points)
Exacte : B-C-D-E.

Commentaires il peut parfois y avoir une atteinte viscérale sévère lors d'un syndrome de Kaposi-Juliusberg, témoignant d'une diffusion importante du virus HSV.

ITEMS

N° 164 Infections à herpès virus du sujet immunocompétent.
N° 183 Hypersensibilités et allergies cutanéo-muqueuses chez l'enfant et l'adulte. Urticaire, dermatites atopique et de contact.

RECOMMANDATIONS

Prise en charge de l'herpès cutanéo-muqueux chez le sujet immunocompétent (conférence de consensus, 2001).
Prise en charge de la dermatite atopique de l'enfant (conférence de consensus, 2004).

ANTÉRIORITÉ

Concours internat 1995 Sud : cas clinique (syndrome de Kaposi-Juliusberg).

Cet ouvrage a été achevé d'imprimer en juin 2015
dans les ateliers de Normandie Roto Impression s.a.s.
61250 Lonrai
N° d'imprimeur : 1502643
Dépôt légal : juin 2015

Imprimé en France